Ueber die specifische Behandlung der Cholera.

Eine auf die Natur der Krankheit gegründete in der Erfahrung sich vorzüglich bestätigende Heilmethode.

Von

Moritz Schlesinger

Dr. der Medizin, Chirurgie und Geburtshülfe.

— — Si quid novisti rectius istis
Candidus imperti, si non his utere mecum.

Berlin, 1831.
Bei G. Reimer.

Vorrede.

Bey der Fluth schlechter Schriften über die Cholera mit welcher das gelehrte wie das große Publikum überschwemmt worden ist, hegt man mit Recht gegen jede neu erscheinende Schrift über diesen Gegenstand, einiges Mißtrauen, und Verleger und Autor müssen einen vollständig genügenden Grund zur Herausgabe nachweisen können, wenn sie anders auf eine günstige Aufnahme rechnen wollen. In wie fern ich ein solches Motiv zur Veröffentlichung meiner Ansichten nachzuweisen im Stande bin, soll in Folgendem dargethan werden.

Seit dem Erscheinen der Cholera auf vaterländischem Boden, ihr unausgesetzter naher Beobachter, und seit mehreren Monathen mit der Behandlung Cholerakranker beschäftigt, habe ich die traurige Erfahrung gemacht, daß, so viel auch schon über diese Seuche geschrieben, dennoch keine Ansicht aufgestellt worden ist, die auch nur einigermaßen mit dem wirklichen Auftreten der Krankheit in der äußeren Erscheinung harmoniere, oder zur Erfassung eines glücklichen therapeutischen Verfahrens, Veranlassung gegeben hätte. Ich mußte daher in Bezug auf die Heilmittel in das allgemeine Klagelied mit einstimmen, und obgleich ich im Anfange der Epidemie, alle die hochgestellten und vielfach gepriesenen Heroen gegen die Cholera gewissenhaft anwendete, so ist mir doch kein Mittel bekannt geworden, dem ich, auch nur einiges Vertrauen zu schenken berechtigt worden wäre. Denn wenn ein solches in dem einen Fall wirklich etwas zu leisten schien, so mußte man in einem andern zweifelhaft seyn, ob es nicht direct geschadet, oder gar den Tod beschleunigt habe.

In dieser höchst schmerzlichen Zeit wurde ich täglich an die Worte Göthes erinnert:

—, Hier war die Arznei, die Patienten starben
Und niemand fragte: wer genas?
So haben wir mit höllischen Latwergen
In diesen Thälern, diesen Bergen
Weit schlimmer als die Pest getobt.
Ich habe selbst das Gift an Tausende gegeben,
Sie starben hin, ich muß erleben
Daß man die frechen Mörder lobt.

Unter diesen traurigen Umständen, und bey täglicher Beschäftigung mit Cholerakranken habe ich eine wissenschaftliche Ansicht, die ich schon dem Ministerio vorzulegen die Ehre hatte, und welche, obgleich ehrenvoll vor dieser hohen Behörde aufgenommen, dennoch kein günstiges Resultat für die Behandlung gegeben hatte, weiter verfolgt, und mit Ausdauer und Vorsicht am Krankenbette geprüft. Ich glaube auf diesem Wege nicht nur zu einer vollständigen Einsicht in die Genesis der Cholera, sondern auch zu einem eben so rationellen als glücklichen Heilverfahren gelangt zu sein. Von 24 nach meiner, in vorliegendem Werkchen näher zu entwickelnden Heilmethode, behandelten Kranken habe ich 19 genesen und nur 5 sterben sehen, leider befinden sich unter den Todten 3 Individuen, die ich als Opfer meiner, damals noch nicht vollständig berichtigten Ansicht von der Natur der Krankheit, zu betrauren habe.

Bei der lebendigen Ueberzeugung nun die ich habe, daß ich das Wesen der Cholera gefunden, bei dem glücklichen praktischen Resultat, das ich als Ausbeute meiner Theorie der Cholera zu betrachten veranlaßt bin, habe ich nicht zögern mögen, meine Ansichten und Erfahrungen, meinen Kunstgenossen zur Prüfung mitzutheilen, und wenn das Nonum prematur in annum bei dieser kleinen Arbeit nicht in Anwendung gebracht werden konnte, die Spuren von Flüchtigkeit daher auch überall nicht zu verkennen sind, so habe ich mich damit beruhigt, daß es bey diesem Werkchen glücklicherweise weniger darauf ankommt, ob es ein wissenschaftlich vollendetes gerundetes sei, als vielmehr, daß die entwickelten Ansichten wahr seyen und die empfohlene Heilmethode sich bewähren werde. Und diese gewisse Hoffnung habe ich in der That.

Die einleitende Betrachtung, ist gegen die vielgepriesene individuelle Behandlung der Cholera gerichtet, und hat keinen anderen Zweck als vor einem Irrthum zu warnen, der um so gefährlicher wird, als er in einer Cardinal Sünde des menschlichen Herzens, dem Hochmuthe nehmlich, wurzelt, und diesem schmeichelt. —

Es ist überall, im sittlichen wie im wissenschaftlichen Leben, förderlicher, seine geistige Armuth zu gestehen, und sich derselben klar bewußt zu werden, als in einem selbstgefälligen schmeichlerischen Taumel zu verharren, der jedes klare besonnene Bewußtsein, unmöglich macht. Die Polemik die bei einem solchen Unternehmen unvermeidlich ist, ist hier lediglich auf die Sache und überall nicht auf Personen gerichtet.

Marienburg, im November 1831.

Dr. Schlesinger.

Wunderbar, wie die Cholera in ihrem ganzen Erscheinen und Verhalten, ist auch der Einfluß, den sie in unserm Vaterlande auf die wichtigsten Verhältnisse des menschlichen Lebens ausgeübt hat. Kaum hat sie sich irgend einer Stadt in drohender Nähe gezeigt, so ergreift ein panischer Schrecken fast alle Gemüther. Selbst die muthigsten und besonnensten werden, zum Theil wenigstens, in den Strudel der allgemeinen Angst und Verwirrung mit fortgerissen. Geheimnißvoll und emsig werden Veranstaltungen zur Empfangnahme dieses schauerlichen Gastes getroffen, und schon jetzt entdeckt man eine Spannung und Gereiztheit in den Gemüthern, die in der That Schlimmes besorgen lassen. Bricht nun die gefürchtete Krankheit aus, so scheinen alle Bande welche den Menschen an seine gleichgeformten Brüder knüpfen, gelöst zu sein. Ein rasender Wahn bemächtigt sich des Pöbels, welcher in der Behörde nur seinen Feind, in den Wohlthätigkeits-Anstalten und Lazarethen nur Mördergruben, im Arzt seinen Henker zu erblicken glaubt. Wahrlich, die Cholera ist contagiöser in dieser Idee, die sie allgemein erzeugt, als in wirklicher Mittheilung der Krankheit. Ordnung, Gesetz und Macht werden mehr oder weniger, auf kürzere oder längere Zeit suspendirt, die heiligsten Gefühle des menschlichen Herzens verläugnet. Unbarmherzig stößt dort ein Meister seinen erkrankten Gesellen auf die Straße, unbekümmert, ob er elendiglich verschmachte, erschrocken fliehen hier die Nachbaren unter lautem Jammergeschrei aus ihren Häusern, und lassen einen todtkranken ihnen sonst theuern Angehörigen hülflos zurück. Aengstlich weicht man einem geliebten Freunde, der etwas bleicher und weniger kräftig als sonst über die Straße schreitet, aus dem Wege, und statt barmherzig einem etwa plötzlich auf der Straße erkrankten Unglücklichen Hülfe zu leisten, sammelt sich in gemessener Entfernung ein neugieriger Haufe und starrt den Hülflosen müßig an, wie einen Geächteten, an den Niemand Hand anzulegen wagt.

Nur schüchtern naht sich der Arzt, der sonst so willkommne Helfer, dem Kranken. Er kennt seine Ohnmacht und die Schrecklichkeit des Feindes, den er bekämpfen soll, er kennt die Vorurtheile des gemeinen Mannes gegen seine wohlgemeinten Hülfleistungen, er kennt endlich die (vermeintliche) Gefahr der Ansteckung, und sehr befangen nur erfüllt er seine Pflicht.

Aber auch das Verhältniß des bessern Publicums zu seinen Aerzten erscheint in seinen tiefsten Grundlagen erschüttert. Eigenmächtig, ohne auch nur zu fragen, wählen Viele von den zahllos empfohlenen Präservativen, was ihnen gut dünkt, um sich vor dem grausen Feinde zu schützen. Pflaster, Mixturen, Pulver, Tropfen werden unverständig und unbesonnen ins Haus geschafft, und wie auch der Arzt warnen möge, seine Stimme wird nicht gehört. — Laien entblöden sich nicht, öffentlich Heilmittel gegen die Cholera vorzuschlagen und zu empfehlen, und in sonst nur der Politik gewidmeten Zeitschriften und Blättern ziehen die Aerzte das große Publicum in den Kreis ihrer Berathungen. Groß und vielfach sind die Verwirrungen, welche das orientalische Gespenst auch in das sonst so zarte Verhältniß des Arztes zu seinen Kranken gebracht hat.

Woher nun dieser Umsturz aller Ordnung, diese Auflösung aller bestandenen Verhältnisse? Gestehen wir nur offen, nicht ganz ohne unsere Schuld. Wir haben die dem Arzte so wohl anstehende und in jeder wichtigen Krankheit doppelt nothwendige Ruhe und Unbefangenheit verloren, und wie es dann geschehen muß, Blößen gegeben. Daß wir die morgenländische Seuche bisher nicht glücklicher bekämpft haben, werden nur Unbillige und Unverständige u n s zuzurechnen wagen, denn redlich, wir dürfen es gestehen, haben wir alles aufgeboten, was irgend in unsern Kräften stand. Aber daß die Berathung über diese Krankheit zur allgemeinen Sache des Publikums gemacht worden ist, daß wir polizeiliche Maaßregeln gebilligt und unterstützt haben, die im grellsten Widerspruche mit allen Gefühlen der Pflicht und Humanität stehen, daß durch unsere Vermittelung Erzählungen von der Contagiosität der Krankheit in's Publikum gekommen sind, die eben so abentheuerlich und grausenerregend als lähmend und verwirrend wirken müssen, das ist es, was einerseits die Behörden, anderertheils das große Publikum, nothwendig aus der gewohnten Fassung bringen, und so unsere eigene Stellung unsicher uud schwankend machen mußte.

Nun, wir haben uns bereits von dem allgemeinen Schrecken in etwas erholt, und fangen an unsere Unbefangenheit wieder zu gewinnen; wir fühlen, das heilige Palladium sei uns entrissen, und sind emsig bemüht unsere verlorne Autorität wieder zu erobern Die Furcht vor der Krankheit hat sich, bei den Aerzten, meistens gelegt, mehr, denn je zuvor, dringen wir auf wissenschaftliche Forschung, auf rationelle Behandlung, wir verlangen Indicationen für unser Heilverfahren.

So weit wäre nun alles recht gut, denn wer wollte läugnen, daß der eben bezeichnete Weg wirklich der einzig mögliche sei, wenn wir zu einem glücklichen Resultate zu gelangen, begründete Hoffnung behalten wollen. Allein man geht noch weiter, man dringt laut und allgemein auf eine individuelle Behandlung der Cholera. So lange man diese gepriesene Behandlung bloß als einen Damm gegen gefährliche autoiatrische Versuche oder kecke Anmaßlichkeit einiger Zunftgenossen, die, indem sie uns eine Campher-Mixtur in die Tasche steckten oder eine Hand voll Pulver, ich möchte sagen, in die Augen streuten, alle und jede Forschung als nicht mehr nothwendig angaben, betrachten durfte, war dagegen nicht viel einzuwenden, um so weniger, da diese Ansicht ganz dazu geeignet ist, unser gesunkenes Ansehen wieder herzustellen. Aber man scheint ernstlich dafür zu halten, daß jeder einzelne Cholera-Fall individualisirt werden müsse, und diese so zuversichtlich ausgesprochene und oft wiederholte Behauptung scheint mir eine so fruchtbare Quelle von Fehlgriffen und Irrthümern zu sein, daß ich, nachdem ich eine nicht unbedeutende Menge von Cholera-Kranken gesehen und behandelt habe, mich veranlaßt fühle, diesen hochwichtigen Gegenstand öffentlich und gründlich zu untersuchen, vielleicht gelingt es mir das Ungenügende jener Behauptung, so wissenschaftlich sie auch zu sein scheint, nachzuweisen.

Wenn wir die Begriffe nicht muthwillig verwirren wollen, so wird zunächst festgestellt werden müssen, was denn unter individueller Behandlung überhaupt verstanden werden solle, denn bis jetzt hat sich das sogenannte Individualisiren auf nicht viel mehr als auf ein vages Umhergreifen in unserm bis zur Ungebühr ausgedehnten Arzenei-Vorrathe beschränkt.

Jede Krankheit hat, soweit sie wissenschaftlich erforscht und klar erkannt ist, ihren bestimmten genetisch nachgewiesenen Character, und eine durchaus feststehende diesem Charakter angemessene Heilmethode. Innerhalb gewisser Gränzen aber modificiren sich die verschiedenen Krankheits-Erscheinungen. Klima, Jahreszeit, Luftbeschaffenheit, endemische Verhältnisse üben ihre Einflüsse und die verschiedenen Individuen reagiren nicht auf eine vollständig gleiche Weise gegen diese letztere. Alter, Temperament, vorhergegangene Krankheitsanlage oder wirkliche Krankheit, äußere Verhältnisse Gemüthsstimmung modificiren ihrerseits wiederum das Krankheitsbild, und es wird die Aufgabe des wissenschaftlich gebildeten Arztes alle die genannten Momente bei der Behandlung der Krankheit in einen richtigen Anschlag zu bringen, und indem er dies thut, d. h. die persönlichen Verhältnisse des vorliegenden Falles zu dem Urtypus der gegebenen Krankheit in richtiger Schätzung abwägt, individualisirt er seinen Fall. —

So wie aber der menschliche Organismus, wie auch immer die Individualität verschieden sein mag, ewig derselbe bleibt und nach immerdar gleichen Gesetzen sein organisches Leben fortführt, so auch, nach denselben Gesetzen, prägen sich die Krankheiten aus, da beides, Gesundheit nnd Krankheit, Aeußerungen einer und derselben Kraft sind, derjenigen nämlich, durch welche überhaupt der Organismus existirt. Daher kann auch jede, durch das Individuum modificirte Krankheit sich ebenfalls nur innerhalb gewisser Gränzen von ihrem ursprünglichen Typus entfernen, und die modificirte oder individuelle Behandlung wird daher stets mit Rücksicht auf den der Krankheit eigenthümlichen Charakter abgeändert werden müssen.

Wir haben z. B. das Wesen der Entzündungen namentlich der activen oder sthenischen richtig erkannt, und erkennen als den Charakter derselben, um mich recht allgemein auszudrücken und gegen keine Schule zu verstoßen, erhöhtes Leben des Capillar-Gefäß-Systems; der Urtypus der Behandlung wird daher kein anderer sein, als das in den Krankheitskreis gezogene und potenzirte Leben des arteriellen Systems herabzustimmen. In einer Lungenentzündung also werden wir, im Nothfalle wiederholentlich, zur Ader lassen und den ganzen Apparatus antiphlogisticus in Gebrauch ziehen, wenn das Individuum in den Mannsjahren steht und stark und vollblütig ist. Allein selbst in diesem reinen ganz klaren Falle werden wir die Beschaffenheit der Luft-Constitution, die vita anteacta des Patienten, seine Lebensweise, besondere Krankheitsanlagen etwa in Betracht ziehen, immer aber, welche Einschränkung oder Ausdehnung diese Momente in der Behandlung nothwendig machen konnten, wird die letzte antiphlogistisch sein.

Sollte nun aber das erkrankte Individuum ein Kind sein, so wird allerdings die venaesectio unterlassen werden müssen; aber wir setzen Blutigel, machen von ableitenden Hautreizen Gebrauch u. s. w.

Bei cachectischen erschöpften Individuen werden wir vielleicht von Blut-Entziehung gänzlich abstehen, die entzündliche Crasis des Blutes dagegen durch nitrum salmiac etc. aufzuheben bemüht sein.

Bei einem Haemorrhoidarius setzen wir vielleicht, mit Rücksicht auf die Entstehungs-Ursache der Pneumonie hirudines ad anum, in einer Ammonnorhoe ad labia pudendorum, kurz wir individualisiren, aber immer mit Rücksicht auf die klar erkannte Entzündung, und unser Verfahren bleibt, so verschieden auch die gewählten Mittel sein mögen, immer entzündungswidrig.

Da hingegen lassen wir uns von einzelnen Erscheinungen, wenn sie auch von der gewöhnlichen Physiognomie der gegebenen Krankheit abweichen, in der Behandlung nicht irritiren, sobald nur das Wesen der Krankheit richtig erkannt ist. Obschon wir sonst einen vollen, harten Puls als eine vorzügliche Indication zu einer Venaesectio zu betrachten gewohnt sind, so lassen wir doch nicht desto weniger, und mit ausgezeichnetem Erfolge, auch bei einem kleinen und intermittirenden Puls zur Ader, wir setzen eben so gern bei einem vollen, rothen glühenden Gesichte Blutigel an die Stirn, als bei einem bleichen, eingefallenen und zwar deshalb bei sich geradezu entgegengesetzten äußern Erscheinungen so sicher, weil wir das Wahre der Krankheit erkannt haben, und ihre verschiedenen Aeußerungen zu deuten verstehen.

So verschieden nun auch die von einer Entzündung befallenen Individuen sein mögen, so verschieden auch bei diesem oder jenem die Krankheit in die äußere Erscheinung treten mag, immer wird die Heilidee und die aus derselben resultirende Indication dieselbe bleiben, nur, daß wir sie mit Rücksicht auf die verschiedenen Umstände und Personen verschieden realisiren, d. h. wir individualisiren. —

Wenn wir indessen einen solchergestalt entworfenen Heilplan von einem glücklichen Resultate gekrönt wissen wollen, ist vor allen Dingen nöthig, daß der Organismus fortfahre nach den uns bekannten Gesetzen zu existiren, da wir ja eben nur durch eine weise Benutzung und Richtung jener Gesetze hoffen dürfen, das getrübte Leben zu seiner Norm zurückzuführen. Wenn aber durch eine mächtig wirkende Ursache alle Ordnung zerrüttet, alle Gesetzlichkeit aufgehoben und der Organismus binnen einiger Stunden von ungestörter Gesundheit zum Tode geführt wird, da muß, eben weil alle Gesetzlichkeit aufgehört hat, jedes, selbst auf die klar erkannte nächste Ursache gerichtete Heilverfahren unsicher und schwankend, wo nicht gar gänzlich erfolglos bleiben, von einem Individualisiren kann aber, aus einleuchtenden Gründen gar nicht die Rede sein. —

Wenn wir nun alle Ursache haben mit einem erhebenden Gefühle von Sicherheit die ganze Klasse der entzündlichen Krankheiten zu übersehen, und des Erfolges in den meisten Fällen gewiß zu sein, müssen wir beschämt die Augen niederschlagen, wenn wir an die große Klasse der Nervenkrankheiten denken, dieser parthie honteuse der ganzen Medizin. Wir haben zwar eine Menge anodyna, antispasmodica irritantia u. s. w.; allein kein Unbefangener wird sich verhehlen, daß wir, wie wir sie meist empirisch anwenden, oft von ihnen getäuscht und verlassen, selten nur unsere Erwartungen oder richtiger unsere Hoffnungen befriedigt sehen. Was vermögen wir gegen den trismus, tetanus, die rabies canina, tussis convulsiva, asthma, was gegen die Paralysen der Hysterie, die Hypochondrie, was endlich vermögen wir gegen den Typhus, mit welchem man die Cholera so oft in Parallele setzt. Hier haben wir, freilich ohne das Wesen der Krankheit erkannt zu haben, oft genug und bis zum Ueberdruß individualisirt; aber die Gewohnheit solche Kranke entweder ungeheilt zu entlassen oder vom schweigsamen Grabe bedeckt zu sehen, hat uns unempfindlich gegen unsere Unwissenheit gemacht, und das ars longa, vita brevis ist schon über 2000 Jahre unser leidiger Trost. Allerdings spricht man auch in den genannten Fällen von Individualisiren, aber wie Don Ranudo di Colibrados mehr, unsere wirkliche Armuth zu verhüllen, als um zu prahlen.

Der Typhus insbesondere giebt ein recht klägliches Bild unseres dermaligen Vermögens in Nervenkrankheiten und einen stringenten Beweis für meine Behauptung. Wie wird hier nicht von unsern wissenschaftlichen Aerzten individualisirt, und die Sterblichkeit bleibt immer dieselbe fürchterliche, während in den Hütten der Armuth, wo weder individualisirt noch überhaupt ärztlich behandelt wird, eben so viel und vielleicht mehr noch vom Krankenlager erstehen, als von den methodice behandelten Kranken und als sehr beredete Zeugen der Unvollkommenheit unserer Kunst auftreten.

Indessen fahren die Schulen fort zu classificiren, die Aerzte zu individualisiren und die Kranken zu leiden und zu sterben. —

Weniger tragisch, aber nicht weniger beschämend gestaltet sich das Verhältniß bei den Krankheiten, die wir glücklicher behandeln als erkennen, und von denen wir vielleicht durch den Trost, daß wir sie zu heilen vermögen, aufgemuntert, ganz unumwunden gestehen, daß sie uns ihrem innern Wesen nach verborgen sind, ich meine die morbi sui generis. —

Eine hierher gehörige uns allen sehr wohl bekannte Krankheit, das Wechselfieber, ebenfalls in neuester Zeit mit der Cholera verglichen, oder gar, mirabile dictu, mit derselben für identisch gehalten, tritt in den mannigfachsten Formen, in den seltsamsten Gestaltungen auf. Wenn irgend jemals eine Krankheit, so scheint diese zum Individualisiren aufzufordern, denn wie verschieden sind die Constitutionen, die von ihm ergriffen werden! wie wunderbar variirend die Symptome, unter denen es auftritt. Bald ist der Frost ein wahrer Algor, bald fehlt er ganz, hier entnerven 2 — 3 Anfälle den Kranken dergestalt, daß er sich nicht aufzurichten vermag, dort arbeitet ein seit Monaten fieberkranker Knecht sogar während das Paroxismus. In dem einen Falle affectirt das Fieber entzündliche Zufälle, die dringend zum Aderlaß aufzufordern scheinen, bald tritt es mit heftigen Krämpfen, bald mit unerträglichen Schmerzen auf, und die eigentlichen febrilischen Zufälle treten zurück, oder es verbirgt seine wahre Natur unter einem Schlagfluß, einem Brechfalle — doch wer kann alle Zufälle dieser proteusartigen Krankheit aufrechnen. Nun, die Schule verlangt allerdings, man individualisire, man lasse zur Ader, bei deutlich entzündlichen oder congestiven Symptomen, verfahre antispasmodisch bei Krämpfen, gebe emetico-catorrhica bei gastrischen Zufällen u. s. w.

Und was lehrt die Erfahrung? die Krankheit spottet der stolzen Dogmen der Schule, und wer Gelegenheit gehabt hat 5 Jahre in einer Wechsel-Fieber-Epidemie zu leben und als Arzt zu wirken, wie dies mit mir der Fall ist, wird eingestehen, daß weder Aderlaß noch Antispasmodica, weder Emetica noch digestiva die Zufälle beseitigen, welche jene Mittel zu indiciren schienen, sondern einzig und allein das Chinin oder deren Alcaloide. Es ist beschämend aber buchstäblich war, ohne die geringste Einsicht in das Wesen der Krankheit heilen wir alle die genannten oft wahrhaft schrecklichen Zufälle cito, tute et jucunde mit einem Mittel, dessen Einwirkung auf den Organismus wir auch nicht im entferntesten kennen, während wir bei der weisesten Schätzung der individuellen Verhältnisse, bei der sorgsamsten Auswahl der Mittel die Kranken ohne jenes Zauberpulver ungeheilt entlassen oder ruhig warten müssen, bis es der Natur oder dem Tode beliebt der Krankheit ein Ziel zu setzen.

Ich weiß sehr wohl, daß der wissenschaftliche Stolz vieler Aerzte sich gegen diese empirische Heilung mit dem Chinin auflehnt, und Gott weiß, welche Nachtheile für die künftige Gesundheit der Kranken davon fürchtet, aber obschon ich durch vielfache Erfahrung eines Bessern belehrt, ganz und gar nicht ihrer Meinung bin, will ich ihnen sogar das Individualisiren im Wechselfieber erlauben, da es für meinen Zweck genügt, wenn sie nur eingestehen, daß sie bei einem febr. interm. perniciosa gewiß eilig und schleunig zum Chinin greifen werden, welche Contraindication auch sonst durch das Individuum gegeben sein mag.

Als Resultat der bis hierher geführten Untersuchung lassen sich folgende Sätze abstrahiren:

1) Nur nach vollkommen erlangter und klarer Erkenntniß des Wesens einer gegebenen Krankheit kann vom Individualisiren die Rede sein. Die verschiedenen individuellen Behandlungs-Arten sind nur Radien ein und desselben Zirkels, dessen Centrum die von dem Urtypus der Krankheit gegebene Indication ist.
2) Da uns nun das Wesen der Nervenkrankheiten im Allgemeinen ganz und gar verborgen ist, kann von einem Individualisiren im

wissenschaftlichen Sinne des Wortes bei Behandlung derselben gar nicht die Rede sein; was wir in diesem Falle so zu nennen belieben, ist höchstens ac ne vix quidem eine symptomatische Behandlung.

3) Die morbi sui generis werden nur durch das ihnen angemessene specifische Mittel geheilt, und wenn auch in einzelnen Fällen die Beseitigung einer Complication nöthig ist, so ist bei dringender Gefahr in keinem andern als dem specifischen Mittel Heil zu suchen und zu finden.

Wenden wir nun diese Grundsätze auf die Cholera an, so ergiebt sich sofort, daß von einer individuellen Behandlung derselben im wissenschaftlichen Sinne des Wortes, wirklich nicht die Rede sein kann.

Es hat nicht an Aerzten gefehlt, welche die Cholera für eine Entzündung, und zwar des Jejuni, bald des Magens, bald der Venen und endlich auch des Gangliensystems gehalten haben, und namentlich ist diese Ansicht von den englischen Aerzten in Indien ausgegangen, sie habe mit Consequenz Aderlaß und Calomel in Anwendung gebracht und empfohlen, allein sei es nun, daß die indische Cholera bei uns einen europäischen Charakter angenommen hat, wie dies von vorn herein vermuthet worden ist, oder, was viel wahrscheinlicher ist, daß die Natur der Krankheit eine andere als eine entzündliche sei, bei uns hat die entzündungswidrige Behandlung einen so schlechten Erfolg gehabt, daß man sie, so vielfach und dringend sie auch im Anfange empfohlen worden war, völlig aufgegeben hat. In der That muß man erstaunen, wie man auch gerade in der Cholera auf eine Entzündung fallen konnte, da kein einziges von den dieser Krankheitsform angehörigen Symptomen bei ihr anzutreffen ist. Allein gesetzt auch, was gewiß auf keine Weise der Fall ist, die Cholera wäre entzündlicher Natur, so könnte von einem Individualisiren gar nicht die Rede sein. Entzündungswidrig muß dann in allen Fällen, und zwar sehr entschieden verfahren werden, es war daher sehr consequent, überall und in jedem Individuum einen Aderlaß anzuordnen, und in der That ist dieser Grundsatz so vielfach befolgt worden, daß der Vampirismus unserer Aerzte Opfer genug dem finstern Orcus zugeführt hat. Endlich darf nicht übersehen werden, daß die erste Bedingung zu einer individualisirenden Heilmethode, die fortbestehende Gesetzlichkeit im Organismus nämlich gänzlich aufgehoben ist, und welcher Arzt, die entzündliche Natur der Krankheit uneingeschränkt zugegeben, würde Muth genug haben bei der bestimmten Ueberzeugung einer vorhandenen Entzündung und dem

rapiden

rapiden Verlaufe des Uebels sich auf das Individualisiren einzulassen.

Als man sich bald überzeugt hatte, daß in der Cholera keine Entzündung vorhanden sei, gewann die neuropathologische Ansicht, besonders auf europäischem Boden, bald das Uebergewicht, und gar vielfach sind die Ansichten, die von dieser Betrachtungsweise der Krankheit ausgegangen sind. Während Einige die Cholera für eine Neurose halten, was freilich wieder zu der Annahme von Entzündung führt, halten Andere einen einzelnen Theil des gesammten Nervensystems, den nervus Sympathicus z. B. für ergriffen, ohne sich indessen darüber einigen zu können, ob Krampf oder Lähmung das Wesen dieses pathischen Zustandes ausmachen. Im Gehirn, im Magen, im Gangliensystem, im Rückenmark, und wo nicht sonst noch, soll die nervöse Affection ihren Sitz haben, welcher Art freilich, wagt man nicht näher zu bestimmen, genug, die Cholera ist eine Affection des Nervensystems. Wie vag und unbestimmt auch diese und ähnliche Bezeichnungen immerhin sind, wie wenig, oder wie gar keinen Halt vielmehr sie auch für die Behandlung gewähren, dennoch soll individualisirt werden. Wahrlich man muß über die Arroganz oder den Unverstand unserer Aerzte erröthen, wenn sie sogar da mit wissenschaftlichem Prunke prahlen, wo sie von jedweder Einsicht verlassen werden, und ob sie gleich keinen einzigen Anfangspunkt für die allgemeine Behandlung finden können, fordern sie dennoch stürmisch eine individuelle. Nun ja, jeder nannte das Mittel, das er blindlings ergriff, ein dem individuellen Falle angepaßtes, und so ist es geschehen, daß es kaum noch irgend ein kräftiges Mittel in unserm Arzeneivorrathe giebt, das nicht in der Cholera angewendet und sogar empfohlen worden wäre. Phosphor und Magnesia, Cajeputöl und Elixir acidum Halleri, Liquor. amon. succ. und Camphor, Opium und Scheidewasser, Calomel und Valeriana, Terpenthinöl und naux vomica, Extr. Hyosc. und Chinin, kurz man kann sagen, jeder kräftige Heilkörper ist in Gebrauch gezogen worden, bald um zu reizen, bald um einen Krampf zu heben, bald ohne Indicationen, von einer dunkeln Vorstellung getrieben, meistens ohne Einsicht auf Zweck und Erfolg, und dennoch soll individualisirt werden. Wir haben oben nachgewiesen, wie unglücklich wir selbst gegen Nervenkrankheiten zu Felde ziehen, die wir seit 2000 Jahren kennen, und auf die bloße Praesumtion, daß die Cholera eine Nervenkrankheit sei, welcher Art, hat noch Niemand mit Bestimmtheit auszusprechen gewagt, sollen wir gleichwohl individualisiren, mit sogenannten nervinis, die uns gegen oft beobachtete und ziemlich genau erforschte Krankheiten des Nervensystems im Stiche lassen.

Wäre nun die Cholera ein morbus sui generis, wie sie denn auch für ein febris intermittens perniciosa neuro-paralytica gehalten worden ist, so wäre nach der Ueberzeugung eines jeden besonnenen Arztes gewiß nur von dem specifischen Heilmittel Erfolg zu erwarten. Daß aber ein soches noch nicht gefunden worden, ist eben so gewiß, als daß von der individualisirenden Methode nur Nachtheil zu erwarten ist, da ja eben sie es ist, die dem Aufsuchen eines specifischen Mittels sich geradezu entgegensetzt.

Wenn nun durch diese flüchtigen Umrisse die so hoch gepriesene individuelle Behandlung verdächtig geworden ist, wenn bei dieser Gelegenheit auch nachgewiesen wurde, daß unsere bisherigen Theorien über die Cholera ungenügend und von keiner praktischen Brauchbarkeit sind, so wird man vielleicht um so williger geneigt sein, eine am Krankenbette abstrahirte, und durch die Erfahrung bewährte Ansicht zu prüfen, und eine Heilmethode in Anwendung zu bringen, die, indem sie auf das Wesen der Krankheit gerichtet ist, mithin in einer rationellen Basis wurzelt, eben so sehr die wissenschaftliche Tendenz des Arztes beruhigt als sie am Krankenbette von einem ausgezeichneten Erfolg begleitet gewesen ist.

Schon sehr frühe, und als ich die Cholera nur noch aus meinen wissenschaftlichen Studien kannte, hatte sich mir die Ueberzeugung aufgedrungen, daß die Blutbereitung in ihrer ganzen Wesenheit heftig ergriffen und verändert sei, und der sehr zweifelhafte Erfolg, welchen die herrschende Heilmethoden hatten, denen meistens aus der Solidar- oder Nervenpathologie entnommene Dogmen zum Grunde lagen, bestärkte mich noch mehr in meiner Ansicht. Da mich nun das geheimnißvolle Wesen dieser Krankheit sehr interessirte und ich mich anhaltend mit dem Studium derselben beschäftigte, geschah' es, daß ich subjectiv von der Wahrheit meiner Ansichten so lebhaft überzeugt wurde, daß ich, obgleich ich noch gar keine Cholera-Kranke gesehen, viel weniger behandelt hatte, mich veranlaßt fühlte, meine Ideen wissenschaftlich zu entwickeln, und dem Ministerio zur Prüfung und respective Benutzung, einzusenden. Da ich nämlich glaubte, das primär ergriffene Blut stocke deshalb in seinem Kreislaufe, weil es mit Kohlenstoff überschwängert, in den Lungen nicht oxydirt werden könne, schlug ich, in der Absicht die Circulations-Organe auf das kräftigste anzuregen, die Einathmung des Sauerstoffgasses vor, und ich hatte die Freude jenen Aufsatz von der genannten Behörde ehrenvoll aufgenommen zu sehen. Die Danziger Regierung, welcher ich eine Abschrift meiner Abhandlung eingesandt hatte und die mit einer musterhaften Treue und Pietät während der Cholera-Epidemie gewirkt hat, lud mich ein nach Danzig zu kommen, um da die Versuche mit dem Sauerstoffgase anzustellen; allein der Erfolg täuschte meine Erwartungen, wenigstens in der reinen Form der Anwendung, vollkommen.

Im August erreichte endlich die Cholera-Epidemie auch unsere Stadt und Umgegend, und da ich nun vielfache Gelegenheit hatte diese mörderische Krankheit in der Nähe zu betrachten, fand ich nach sorgsamer Prüfung, daß zwar meine Hoffnungen vom Sauerstoffgas zu sanguinisch gewesen, allein meine Ansicht, daß das Blut der Träger der Krankheit sei, wuchs zur feststehenden wissenschaftlichen Ueberzeugung. Ich glaube erkannt zu haben als das Wesen der Krankheit Decomposition des Blutes, und als nächste hieraus nothwendig resultirende Folge, Lähmung des arteriellen Systems, und versuchen wir es in einigen markirten Zügen das ganze Krankheitsbild vom ersten Entstehen bis zur Auflösung des Individuums aufzufassen und die Symptome mit Rücksicht auf die angegebenen wesentlichen Momente der Krankheit aus einer gemeinsamen Quelle, nämlich der Blut-Corruption zu deuten.

Man hat überall, und zwar in getreuer Uebereinstimmung mit der Natur, 3 Zeiträume oder Stadien angenommen, die freilich oft sehr rasch in einander übergehen, oft aber recht deutlich begränzt auftreten und verharren. Im ersten Zeitraume, dem Stadium der Vorboten, haben die Erscheinungen nichts charakteristisches, sie werden häufig, besonders von gemeinen Leuten übersehen, oder wenigstens nicht beachtet. Aus diesem Grunde glaubt man auch, daß die Krankheit ohne Vorboten auftrete, was aber in der That selten genug vorkommen mag. Die hierher gehörigen Krankheits-Erscheinungen sind Appetitlosigkeit, Ekel, zuweilen auch schwaches Erbrechen, Mattigkeit, Schwindel, Kopfschmerz, abwechselnd Frost und Hitze, Druck in der Herzgrube, Poltern im Unterleibe rc. Zur Zeit der Herrschaft der Epidemie kommen diese Zufälle bei vielen Menschen vor, dauern oft mehre Tage, kehren wieder und haben weiter keine Folgen. Lichtenstädt meint, man könne diese Zufälle als unvollkommen ausgebildete Krankheit betrachten.

Im zweiten Stadium zeigen sich die eigentlichen pathognomonischen Zeichen der Krankheit. Es stellt sich ein sehr heftiger Durchfall ein, wozu sich, entweder bald oder nach einem kurzen Zwischenraume, Erbrechen einer dünnflüssigen, flockigen, molkenartigen Materie gesellt, welche keine Spur von Galle enthält. Heftiger Schmerz in der Herzgrube oder Nabelgegend mit lästigem Brennen an eben diesen Stellen, eigenthümlich entstellte Gesichtszüge (facies cholerica), rauhe, heisere Stimme, heftiger Durst, kleiner, fadenförmiger kaum fühlbarer Puls, Erkalten der Extremitäten, Krämpfe in diesen, sparsame Urinsekretion, sind die traurigen und erschreckenden Zeichen dieses Zeitraumes.

Im dritten Zeitraume endlich erlischt der Puls völlig, die Hände vorzüglich die Nägel werden blau, die Harnsekretion hört völlig auf, die Extremitäten nehmen eine Marmorkälte an, die Krämpfe werden heftiger, die Angst sehr groß, bis endlich die Ausleerungen aufhören, und so erfolgt der Tod in den meisten Fällen so sanft, daß man den Augenblick desselben kaum zu bestimmen vermag, da die Kranken mit ihren tiefliegenden Augen, bei erkaltetem Körper, fehlendem Pulse, und dem Grabe verfallenen Gesichtszügen wirklich, noch während ihres deutlichen Athmens, den Leichen ähnlich sehen.

Deuten wir nun die Symptome nach den eben aufgestellten Grundsätzen.

Das erste Stadium hat, wie das der meisten Krankheiten, wenig Ausgezeichnetes; indessen ist es bei der Cholera gleichwohl von der größten Wichtigkeit, sowohl in Rücksicht auf eine erfolgreiche Behandlung, als auch, und was uns hier vorzüglich interessirt, als wichtiger Aufschluß über die eigentliche Natur der Krankheit.

Um der Untersuchung nicht vorzugreifen, werden die dieses Stadium bezeichnenden Zufälle erst später betrachtet werden.

Die im 2ten Stadium auftretenden Ausleerungen, deren nähere Beschaffenheit oben angegeben worden ist, müssen jedem Unbefangenen als Serum erscheinen. Nicht nur ist die von oben und unten ausgeleerte Flüssigkeit dem Serum höchst ähnlich, sondern auch das Verhalten des zurückbleibenden Blutes spricht klar für diese Annahme. Es ist eine allgemein bekannte Thatsache, daß das Blut der Cholera-Kranken im Stadio der Ausleerung so dick wird, daß es aus der geöffneten Vene nicht zu fließen vermag, und Herrmann in Moskau, dem wir eine genaue Analyse dieses Blutes verdanken, hat nachgewiesen, daß das Blut dessen Gesammtmasse im gesunden Menschen er auf 30 Pfd. anschlägt, 8 Pfd. von seiner Flüssigkeit verloren habe, und daß dagegen der Blutkuchen an specifischer Schwere zugenommen habe*).

Herrmann erklärt auch gerade zu, die „ausgeleerte Flüssigkeit für frühere Bestandtheile des „Blutes, und er meint, daß durch ihre Entfernung das Blut decomponirt werde. Die nächste „Ursache des Todes Cholera-Kranker ist mithin, „wie er meint, die Verdickung des Blutes, und

*) Geiger, Magazin für Pharmazie. Mai 1831.

„das dadurch bewirkte Aufhören seiner Circulation. Jänichen, welcher diese Ansicht theilt, schlägt auch Einsprützungen von Wasser in die Venen als ein souveraines Heilmittel vor. Allein abgesehen davon, daß die dem Blute entzogene Flüssigkeit Serum und nicht Wasser war, heißt es in der That den Organismus zu einer bloßen hydraulischen Maschine herabwürdigen, wenn man hofft durch dem Blutkuchen beigemischtes Wasser normales, flüssiges Blut herzustellen. Es muß aber um so mehr befremden, daß Herrmann diesen Vorschlag billigt, da er als die nächste Ursache der Cholera ein Mißverhältniß zwischen dem Vagus und dem Gangliensystem betrachtet, und man nicht einsehen kann, wie ein Amalgama von Blutkuchen und Wasser jenes Nervenleiden beseitigen soll, wenn man auch gar nicht in Anschlag bringen will, daß es Niemanden leicht einfallen wird 8 Pfd. Wasser oder auch nur eine diesem Zahlenverhältnisse entsprechende Quantität in die Vene einzuspritzen.

Wie aber gelangt das Serum in den Darmkanal? Die Beantwortung dieser Frage kann nach den Arbeiten von Fohmann und Leppi über das Lymphsystem kaum noch eine Schwierigkeit haben. Aus den von den genannten Verfassern gewonnenen Resultaten ergiebt sich, daß sich das ganze Lymphsystem, nicht wie man früher glaubte, bloß in den ductus thoracicus, und in die rechte vena subclavia, sondern an unzählbaren Stellen unmittelbar in die Venen einmünde und ende, wodurch sich nun endlich die bisher unerklärliche Thatsache, wie Flüssigkeiten so rasch resorbirt und wieder ausgeschieden werde können, erklären läßt. Amussat hat der Pariser Academie anatom. Präparate vorgelegt, welche obige Entdeckung unwiderleglich bestätigen.

Erkennt man aber das Ausgeleerte als Serum oder auch nur als eine dem Blute angehörige Flüssigkeit, wie dies wirklich nicht bezweifelt werden kann, so erklären sich die andern Erscheinungen beinahe von selbst, ja, sie gehen als nothwendiges Resultat dieses krankhaften Prozesses hervor. Es ist nämlich klar, daß nun, in der sich so rasch ausbildenden Krankheit das Blut auf keine Weise in die Peripherie des Körpers mit der nöthigen Energie getrieben werden kann, theils wegen der Dicke desselben, theils des anomalem Reizes wegen, den das solchergestalt entartete Blut auf die Wände der Arterien ausüben muß, daher Kälte der Extremitäten, außerordentliche Kleinheit des Pulses, schnelles Sinken der Kräfte. Eben der so mächtig gestörten Circulation des Blutes wegen muß die Harnsekretion zuerst unterdrückt und zuletzt suspendirt werden, der heftige Durst aber ist ein Conamen naturae das gestörte Gleichgewicht zwischen Serum und Blutkuchen wieder herzustellen. Die Krämpfe, welche sich auf der Höhe dieses Stadiums einzustellen pflegen, sind diejenigen, welche alle Haemorrhagien begleiten, und können als die letzte ohnmächtige Anstrengung des seiner Auflösung entgegen eilenden Organismus betrachtet werden.

Schreitet die Blut-Decomposition im dritten Stadium fort, so hört alle Circulation in der Peripherie des Körpers aus obigen Gründen auf, und der Puls erlischt völlig. Die Extremitäten nehmen aus derselben Ursache eine Marmorkälte an, und die Finger und Zehen werden blau, weil durch die dort besonders thätigen Krämpfe per diapedesin Blutaustretungen erfolgen, daher auch jene blauen Flecken keine konstanten Erscheinungen bei der Cholera sind.

Die facies cholerica entsteht wegen des gänzlich verschwundenen turgor vitalis, aus welchen Grunde auch die Haut an verschiedenen Stellen runzlich erscheint.

Daß der turgor vitalis sein Dasein dem Blute verdanke ist bekannt, er muß daher auch natürlich fehlen, wo das Blut alle Vitalität verloren hat.

Das Blut wird schwarz und die Stimme rauh und heiser, weil in den Lungen keine Oxydation statt finden kann. Endlich lassen die Krämpfe nach, und der Tod ist in den meisten Fällen ein sanftes Erlöschen, und nur bei jugendlichen, kräftigen Individuen mit stürmischen Auftritten begleitet, weil das pabulum vitae nach und nach entzogen, alle Energie gelähmt, die vitalen Kräfte zerstört und einen gerechten Kampf des Organismns unmöglich gemacht hat.

Es würde nur eine geringe Bekanntschaft mit meinem Gegenstande verrathen, wenn ich die Meinung haben könnte, daß ich allein, oder auch nur zuerst die Decomposition des Blutes als ein sehr wesentliches Moment der Cholera betrachtet hätte. Schon Serturner klagt über eine zu geringe Beachtung der Flüssigkeiten, und erwartet von ihrer nähern Untersuchung um so mehr Aufschluß, da es ihm gelungen sei auf diesem Wege das Wesen der meisten europäischen Krankheiten zu erforschen (?!). Allein er hält die Cholera für eine bloße Species der Ruhr, und empfiehlt gegen dieses furchtbare Uebel Absorbentia in großen Gaben, gerade wie jener russische Bauer mit dem Heusaamen, der durch magnesia das Erbrechen niederschlagen wollte! Albers, Marcus, Jänichen und mehre andere haben die krankhafte Beschaffenheit des Blutes erkannt und gewürdigt; aber sie betrachten als nächste Ursache der Krankheit eine Lähmung des Herzens, welche Ansicht lähmend auf unser therapeutisches Verfahren wirken muß, da wir einen solchen Lähmungszustand dieses wichtigen Central-Organs der Circulation bisher weder aus Analogie noch aus der Erfahrung kannten und noch viel weniger ein wirksames Mittel zu dessen Beseitigung besitzen. Herrmann schlägt den Einfluß des decomponirten Blutes so hoch an, daß er in der Verdickung desselben sogar die einzige causa mortis sieht; allein er erkennt als Wesen der Krankheit ein höheres Moment, nämlich ein Mißverhältniß in den verschiedenen Nervenparthien, und erwartet nur von flüchtigen Reizmitteln Heil. Was aber diese geleistet haben, darüber hat die Erfahrung hinlänglich entschieden. Ein ungenannter Naturforscher aus Moskau spricht seine Meinung dahin aus, daß das Wesen der Krankheit in einer Vergiftung des Blutes beruhe, und hofft durch erregte Schweiße das Gift durch die Haut zu entfernen, wobei er die Rettung der Kranken nach einem warmen Schweiß als einen Beweis für seine Meinung betrachtet. Allerdings ist ein warmer Schweiß eine herrliche, meistens Genesung verkündende Erscheinung in der Cholera; aber nicht, weil er das Gift aus dem Körper führt, sondern weil er als Zeuge der wiederhergestellten Circulatiou Hoffnung zur Erhaltung des Individuums giebt. Denn da die sich wiederherstellende Urinsekretion ebenfalls die gewisse Rettung des Kranken verbürgt, müßte man, um consequent zu bleiben, annehmen, daß auch durch die Harnwege das Gift aus dem Körper geführt werde; allein das ist bis jetzt noch keinem eingefallen, um so weniger, da der Harn solcher Kranken außer einem geringeren Gehalte an Salzen und Harnsäure gar keine Abnormität, und auf keine Weise einem fremdartigen Stoff zeigte. Lichtenstädt gesteht, daß die Cholera weder eine Entzündungs- noch eine reine Nervenkrankheit sei und meint, daß vielleicht von der Humoral-Pathologie Aufschluß zu erwarten sein dürfte.

Wenn nun die Prämissen und die Folgerungen, welche aus dem ohne alle Widerrede feststehenden Factum der Blutentmischung gezogen worden sind, bisher zu keiner gründlichen Einsicht in das Wesen der Krankheit, noch auch zur Erfassung eines glücklichen therapeutischen Verfahrens geleitet haben, so möchte wohl dem nervösen Geiste unserer Zeit einige Schuld nicht abzusprechen sein. Es ist ja gar nicht zu verkennen, daß wir viel zu vornehm geworden sind die Säfte krank werden zu lassen, das würde viel zu sehr an die crassen, materiellen Ansichten der Alten erninnern. Die sublimen Theorieen der Nerven-Pathologen, welche der Phantasie so vielen Spielraum, der geistreichen Anschauung einen so hohen Schwung geben, und besonders den jetzt so beliebten Standpunkten günstig sind, passen zu unserm höchst rectificirten Zeitalter viel besser.

Ein ehrlicher Humoral-Pathologe darf es gar nicht wagen, seine Stimme laut werden zu lassen; er wird entweder mitleidig belächelt oder geradezu wissenschaftlich vernichtet. Nun, die Cholera hat von neuem gelehrt, daß es mit unserer Einsicht in das Wesen der Nervenkrankheiten gar traurig stehe, und jeder wird ehrlich gestehen, es sei wenigstens der Mühe werth zu versuchen, ob vielleicht ein anderer Weg zum gewünschten Ziele führe. Um indessen meinen Lesern nicht allen Muth zum Weiterlesen zu benehmen, will ich nur gleich von vorn herein erklären, daß sie mit einer ganz reinen humoralpathologischen Ansicht verschont bleiben sollen. Die Theorie, die ich von der Cholera zu geben gedenke, ist eine dynamisch-chemische, freilich mit Rücksicht auf das Lebensöl, das Blut.

Zugegeben aber wird man mir sagen, daß das Blut primär und ohne Einfluß der Nerven erkranke und decomponirt werde. Was haben wir in therapeuthischer Hinsicht gewonnen. Wie vermögen wir die Vergiftung*) des Blutes zu verhindern, wie die Wirkung der ersteren aufzu-

*) Ich weiß sehr wohl, daß das Wort Vergiftung in diesem Sinne ein recht übel gewähltes sei; aber ich habe es nur beibehalten, nicht gewählt, denn es ist ja überall von einer Vergiftung durch den Cholera-Stoff, von Dessinficiren u. s. w. die Rede. — Außerdem aber ist das Wort confortable, da man sonst manche lästige Umschreibung brauchen müßte.

heben; Welche Mittel besitzen wir, das durch einen feindlichen Stoff decomponirte Blut zu seiner Norm zurückzuführen? Die Erfahrung giebt aber eine tröstende Antwort auf diese wichtige Frage und vielleicht auch einen sehr beredten Fingerzweig zur Einsicht in die Genesis der Cholera.

Als obersten Grundsatz aber, der in Folgendem bewiesen werden soll, stelle ich die Behauptung hin: daß es kein Miasma, kein Contagium, kein Gift sei, welches das Blut decomponire, sondern ein sehr natürlicher Vorgang im Inneren des Organismus selbst, der freilich sein Entstehen, zum Theil wenigstens, athmosphärischen Einflüssen verdankt. — Für diese Behauptung nun sprechen folgende Punkte:

1. In der herrschenden Epidemie werden nur verhältnißmäßig sehr wenige Menschen von der Krankheit ergriffen, was doch gerade umgekehrt sich verhalten müßte, wenn ein Ansteckungsstoff so allgemein verbreitet wäre, wie die Miasmatiker glauben, daß es wirklich der Fall ist, und wie die Contagionisten fürchten, daß es bei ungehinderter Communication geschehen könnte. Allein gesetzt auch, man wollte sich diese Thatsache durch eine allgemein verbreitete nur geringe Receptivität für das Wesen des krankmachenden Stoffes erklären: so bleibt es immer höchst räthselhaft, daß, was als allgemeine Thatsache hinlänglich bekannt ist, die Krankheit sehr selten ein Indivi

dividuum ergreift, das nicht durch eine Gelegenheitsursache Veranlassung gegeben hat. —

Es ist doch wunderbar, daß eine saure Speise, der Genuß weniger Aepfel, eine Schaale Buttermilch, eine heftige Gemüthsbewegung oder Erkältung die Cholera erzeugen, während es fast gewiß ist, daß man sich durch Vermeidung der genannten Schädlichkeit vor der Krankheit bewahren könne. Die von Loder, Lichtenstädt, Soot, Voß, Arneslei und vielen andern Russischen und Englischen Aerzten in dieser Beziehung abgelegten Geständnisse, die Facta, welche Burdach und Baer mit unermüdlichem Fleiße gesammelt und in die Königsberger Cholerazeitung niedergelegt haben, die Ermahnungen zu einer vorsichtigen physischen und psychischen Diät, welche auf Grund der Erfahrungen der Sanitäts-Commission in Danzig von der dortigen Regierung so vielfach und so herzlich erlassen sind, die aller Orten sich gleichbleibende Erfahrung, daß unmittelbar nach den Sonn- und Festtagen wegen der an diesen Tagen vom gemeinen Mann verübten diätetischen und andern Sünden, ein ungewöhnlicher Zuwachs von Cholera-Kranken zu bemerken war, in Summa, die von Calcutta bis zur Spree gesammelten Thatsachen und Erfahrungen sprechen eindringlich und überzeugend für die Wahrheit des eben Ausgesprochenen. Wie ganz anders verhalten sich die andern epidemischen oder contagiösen Krankheiten, das gelbe Fieber, der Typhus, das Scharlachfieber, die Masern fragen gar nicht, was man zu Mittag gegessen habe, oder ob man hübsch ruhig im Gemüth gewesen sei, sie ergreifen ihre Opfer trotz aller Vorsicht, aus allen Ständen und unter allen Verhältnissen — Man sagt zwar von der Cholera, der Zunder der Ansteckung liege in jedem Menschen, und es bedarf nur eines Funkens, eines Diätfehlers ꝛc. um ihn in Flammen zu setzen; aber gestehen wir nur, das heißt die dunkle Frage mehr verwirren als auflösen. Wo liegt dieser unthätige Zunder, mit welchem Rechte, nach welcher Analogie nehmen wir seine Existenz an, und was berechtigt uns zu der sonderbaren Vermuthung, eine Schale Buttermilch und der Zunder erzeugen die Cholera? Mit dem Zunder wär es also nichts. Vermag man also durch eine geregelte Lebensweise, durch eine verständig eingerichtete körperliche und geistige Diät, kurz durch Vermeidung der bekannten Schädlichkeiten die Krankheit von sich abzuhalten, so geht daraus klar hervor, daß zu dem präsumirten Miasma (denn an ein Contagium glaubt man doch wohl nicht mehr) nothwendig ein Vorgang im Organismus selbst hinzutreten müsse, ehe das Blut seine verderbte Beschaffenheit annehmen kann, ja, *dieser uns bisher unbekannte Vorgang scheint wichtiger zu sein, als der von außen wirkende krankmachende Stoff*, da dieser letztere, ohne die hinzutretende Gelegenheitsursache, welche eben jenen Vorgang erzeugt, völlig unwirksam bleibt. Da wir aber erfahren haben, daß alle bisher bekannte contagiöse oder miasmatische Krankheiten sich ganz unabhängig von irgend einer Gelegenheitsursache ausbilden, so dürfte durch Obiges wenigstens die Existenz eines cholerakrankmachenden Stoffes überhaupt in Zweifel gezogen werden können, mindestens aber erwiesen sein, daß, einen solchen Stoff wirklich zugegeben, dieser, direkt auf das Blut zu wirken oder absolut die Cholera zu erzeugen nicht im Stande sei.

2. Es ist eine eben so trostreiche als wichtige Wahrheit, daß die Cholera in ihrem ersten Stadium und selbst noch im Anfange des zweiten als eine leicht besiegbare Krankheit erscheint. Würde aber das Blut vergiftet, so wäre es sehr wunderbar, wie es geschehen könnte, daß der eingeleitete Decompositions-Prozeß desselben durch die verschiedenartigsten Mittel gehoben werden könnte; denn es ist gewiß, daß bei den so sehr divergirenden Ansichten über die Cholera diese mit den heterogensten Mitteln behandelt und in ihrem ersten Sadium geheilt worden ist. Die Cholera hat aber eine so bestimmt ausgeprägte Physiognomie, und tritt mit so constanten Zufällen in die äußere Erscheinung, daß man die feste Ueberzeugung haben muß, sie sei, wo sie auch auftrete, in allen Indi-

viduen dieselbe, und da wir die Fabel vom Individualisiren schon oben widerlegt haben, so müßte doch die Natur des Giftes höchst sonderbar sein, wenn es in allen Körpern, mit fürchterlicher Genauigkeit, dieselben Erscheinungen hervorriefe, und dennoch durch die entgegengesetztesten Mittel unschädlich gemacht werden könnte. Der hin und wieder gemachte Einwand, daß die Vergiftung sich nur unvollkommen entwickele, welches besonders gegen das Ende der Epidemie vorkommen soll, und daß in diesem Falle die Arzeneimittel von der vis medicatrix naturae unterstützt, die feindliche Potenz besiegen könnten, erscheint grundlos, wenn man bedenkt, daß doch dann eine der Heftigkeit des feindlichen Reizes entsprechende Reaction erfolgen müßte, was aber bekanntlich gar nicht der Fall ist, da viele Kranke dieser Art entweder durch bloßes diätetisches Regimen oder durch leichte Arzeneien, immer aber ohne auffallende Erscheinungen genesen. Es ist auch gewiß nicht wahr, daß sich die krankmachende Potenz energischer und intensiver im Anfange als gegen das Ende der Epidemie zeige. Es kommen gleich im Anfange derselben sehr gelind verlaufende Fälle neben den acutesten vor, so wie ganz beim Aufhören der Epidemie die schleunigen Todesfälle verhältnißmäßig gar nicht seltener sind als bei ihrem Anfange. Ein cholerakrankmachender Stoff ist bisher nur präsumirt, aber nirgend erwiesen, und obgleich wir erfahren haben, daß sowohl unsere wissenschaftlichen als praktischen Bemühungen im Kampfe mit diesem Stoff beinahe erfolglos geblieben sind, gehen wir auf dieser schlüpfrigen Bahn noch weiter und nehmen einen mehr oder weniger entwickelten und intensiven Stoff an, freilich mehr, um sich aufdrängende räthselhafte Phaenomene zu erklären, als weil zu einer solchen Annahme einiger Grund vorhanden ist. Die unvollkommene Vergiftung also bei Seite, wie wunderbar ist es nun, daß der Verlust einiger Stunden, denn oft ist zwischen den verschiedenen Stadien kaum so viel Zwischenraum vorhanden, ein leicht heilbares Uebel zu einem unabwendbar tödlichen machen kann. Wäre wirklich eine Vergiftung vorhanden, so ist es unerklärlich, wie sie in der ersten Hälfte der Krankheit so mild bleibt, sich so gar nicht specifisch äußert, in der andern Hälfte dagegen unter höchst constanten Erscheinungen so rasch, so rettungslos tödtet, da keine Analogie, keine Erfahrung jemals etwas Aehnliches von einer dem Organismus so feindlichen Potenz gelehrt hat. Betrachten wir dagegen die verschiedenen Stadien der Cholera als organische Glieder und progressive Stufen eines dynamisch-chemischen Zustandes im Innern des Organismus, so werden diese Widersprüche aufgelöst.

3. In der herrschenden Epidemie leiden viele Menschen an Zufällen, welche wir oben unter der Reihe der Vorboten angeführt haben, und schon ist bemerkt worden, daß Lichtenstädt diese Zufälle für eine unausgebildete Cholera halte. Dem sei wie ihm wolle, soviel ist gewiß, daß ungemein viele Menschen an diesen Zufällen leiden, und daß diese bei einiger Vernachlässigung in der That zur Cholera führen, haben die Erfahrungen aller Orten sattsam dargethan. Bei weitem in den meisten Fällen aber verschwinden diese Symptome ohne alle nachtheiligen Folgen. Der Contagionist sagt, es habe in allen diesen Fällen eine unvollkommene Ansteckung statt gefunden, welche bei einiger Ausbreitung der Seuche nicht zu vermeiden sei; der Miasmatiker hingegen findet gerade in dem Erkranken so vieler Menschen zu gleicher Zeit den stärksten Beweis, daß die Luft der Träger der Krankheit sei, und stimmt nur darin mit dem Contagionisten überein, daß da, wo es bloß bei den Symptomen der Vorboten bleibe, das Individuum keine entschiedene Praedisposition für die Krankheit gehabt habe, daher die Ansteckung unvollkommen gewesen sei.

Wie wenig inzwischen diese Annahme erkläre, und welche Verwirrung sie in die Lehre von der Cholera bringe, ist gar leicht zu beweisen. Zuvörderst ist es mit der Prädisposition eine eigene Sache; denn wir schließen nur alle a posteriori:

Wenn einer die Cholera nicht bekommt, so hat er keine Prädisposition dazu; a priori vermögen wir sie gar nicht zu bestimmen, und wenn man auch in der Mehrzahl der Fälle annehmen kann, daß, wie Napoleon bei einer andern Gelegenheit sagt, grobe Windeln und vernachlässigte Hautcultur, jene Disposition erzeugen, so gehört sie doch nicht ausschließlich dem Stande, von den hier die Rede ist, an, denn wem wäre es unbekannt, daß die Cholera auch aus den vornehmen, ja aus den höchsten Ständen manches schmerzlich beweinte Opfer fortgerissen hat, denen man a priori keine Disposition zutrauen dürfte. Es scheint allerdings, als wenn die ärmeren Stände eine entschiedenere Prädisposition für die Cholera haben, als die wohlhabenden und besser erzogenen; allein es fragt sich sehr, ob nicht das häufigere Erkranken der ärmeren Bewohner gerade in ihrer oft nothwendig, oft unverständig gewählten Lebensweise während und vor der Herrschaft der Epidemie und außerdem auch in dem Umstande zu suchen sei, daß sie meistens aus Unachtsamkeit oder wahrhaft contagiös gewordener thörichter Furcht vor der ärztlichen Hülfe, den Lazarethen, der Sperre, das ohnehin sich so furchtbar schnell entwickelnde Uebel zu einer erschreckenden durch kein Mittel mehr zu bändigenden Höhe anwachsen lassen, ehe sie zum Aeußersten, d. h. hier, mirabile dictu, zur ärztlichen Hülfe greifen. Daß diese Umstände eine wichtige Rolle in dem wirklich auffallenden Mehrverhältnisse der Erkrankten aus den ärmeren zu den besseren Ständen spiele, ist gewiß nicht zu läugnen, denn die Erfahrung hat gelehrt, daß eine große Anzahl vornehmer, in den bequemsten Verhältnissen lebender Personen ebenfalls unter dem Einflusse der Epidemie stehen, und daß auch sie die Cholera bekommen, wenn die unbedeutend scheinenden Prodromi derselben übersehen oder vernachlässigt werden. Indessen ist nicht zu läugnen, daß die Anlage zur Krankheit sich vorzüglich bei der mühselig arbeitenden und von Kummer und Sorgen niedergedrückten Menschenklasse zeigt, es ist aber bisher durchaus gar nicht ermittelt worden, worin denn gerade bei ihnen die Anlagen bestehen. Puellae publicae Onanisten, ungestüme Priester der Venus, die gewiß alle ihre Lebenskraft geschwächt haben, scheinen nicht mehr Empfänglichkeit zu haben, als andere Menschen, Dyspeptici, Hypochondristen, Hysterische stehen ebenfalls nicht vorzugsweise unter dem Einflusse der Epidemie, und nur bei Säufern und solchen Personen, die das Wechselfieber lange gehabt haben, hat man eine ganz entschieden ausgesprochene Disposition zur Cholera wahrgenommen, ohne indessen auch hier die letztere aus einer klar erkannten Ursache herleiten zu können.

In einer wissenschaftlichen Untersuchung kann also die Disposition, so lange sie nicht ihrem innern Wesen nach klar erkannt ist, gar keine Bedeutung haben, am allerwenigsten aber geeignet sein die zweifelhafte Existenz eines Cholera-Miasma darzuthun.

Betrachtet man endlich die Zufälle, von denen hier die Rede ist, näher, so muß man sich in der That wundern, daß man auch nur einen Augenblick glauben kann, sie entständen durch eine Vergiftung, wenn auch eine unvollkommene. Ekel, Erbrechen, Durchfall, Poltern im Leibe, Druck in der Herzgrube, Appetitlosigkeit, Neigung zu Schweißen, Abgeschlagenheit der Glieder, Schwindel haben wir meines Wissens schon lange vor der Cholera alljährlich beobachtet, wir nannten damals aber diese Symptome gastrisch und heilten sie auch eben so wie jetzt durch bloßes diätetisches Verhalten, oder gewöhnliche Arzeneimittel, wie noch heute bei herrschender Cholera. Freilich haben wir jetzt bei diesen Zufällen noch ein anderes Symptom zu bekämpfen, die anxietas cholerica nämlich, und zwar eine doppelte, unsere eigene und die des Kranken, daß aber diese mindestens nicht durch eine Vergiftung entstehe, ist doch wohl klar.

Wenn nun nicht zu läugnen ist, daß diese sogenannten Vorboten oder das erste Stadium der Cholera, oder die unausgebildete Krankheit, oder wie man sie sonst nennen will, durch keine sogenannte Vergiftung entstehen und nicht entstehen können, wenn es wahr ist, daß diese Zufälle, von der ersten Stunde ihres Erscheinens an aufmerksam gewürdigt und richtig behandelt, leicht ohne fernere Störung der Gesundheit verschwinden, gleichwohl aber bei einiger Vernachlässigung oder verkehrter Behandlung wunderbar schnell zur Cholera führen, wenn endlich weder die Disposition noch die ganz verwerfliche und gar nicht erwiesene, unvollkommene Vergiftung ausreichen, diese in der Geschichte der Krankheit allerdings auffallende Phänomene zu erklären: so kommt man endlich dahin, anzunehmen, daß diese Zufälle Aeußerungen einer gestörten Dynamik sind, die, wenn letztere nicht rasch zu ihrer Norm zurückgeführt werden kann, unaufhaltsam fortschreitet, den lebendigen Chemismus aufhebt und so den Organismus zu seiner Auflösung zwingt*).

*) Daß weder im Blute Cholerakranker, noch in den Ausleerungen, noch bei den Sectionen, so vielfach auch die Bemühungen darauf gerichtet waren, auf chemischem Wege ein Stoff hat endeckt werden können, der zur Annahme einer Vergiftung berechtigte, soll wenigstens angemerkt werden, obschon dieses Argument allerdings wenig beweist. Was noch nicht geschehen ist, kann ja noch kommen, wenn unsere Chemie eine noch höhere Stufe im Range der Wissenschaften eingenommen haben wird; und wenn es auch nie geschieht, wird der Stoff für unsere groben Sinne zu fein, für unsere Laboratorien zu flüchtig, und was weiß ich, nicht Alles noch sein können.

Als Recapitulation des eben weitläufig Auseinandergesetzten fassen wir Folgendes kurz zusammen.

1. Wir haben gesehen, daß nur wenige Menschen von der Epidemie wirklich ergriffen werden, während viele unter dem Einflusse derselben stehen, und unter Symptomen erkranken, welche klar ihre Empfänglichkeit für die krankmachende Ursache darthun. Denn der unbeachtete, scheinbar gelinde Anfang der Krankheit führt bei Vernachlässigung derselben oft schon binnen 24 Stunden zum Tode. Ein Gift aber, das binnen 24 Stunden tödtet und gleichwohl durch eine Tasse Fliederthee, im Anfange genommen, unschädlich gemacht werden kann, wäre eine Contradictio in adjecto.

2. So verschieden auch die Aerzte über das Wesen und die Heilung der Cholera denken und urtheilen, darin stimmen sie alle überein, daß man sich durch ein vernünftiges psychisches und physisches Verhalten vor der Krankheit bewahren könne, da fast in allen Fällen, wo die Cholera sich ausgebildet hat, eine grobe diätetische Sünde hat nachgewiesen werden können, die freilich leider nur zu oft als nothwendige unvermeidliche Folge der Verhältnisse der einzelnen Individuen zu betrachten war. Es streitet aber gegen alle unsere bisherigen Erfahrungen über miasmatische und contagiöse Krankheiten, daß der Ansteckungsstoff latent bleibt,

bis ein Diätfehler ihn wirksam macht, und es ist viel folgerechter anzunehmen, daß die Epidemie einen dynamischen Vorgang im Organismus erzeuge, der durch eine gegebene Gelegenheitsursache sich rasch entwickelnd, die Cholera hervorbringe, welche dann als ein bisher unerhörtes Ereigniß in der Nosologie dastehe, während ohne jene Ursache oder bei einem vernünftigen, frühen Kampf gegen jenen Vorgang die Erscheinungen weder ein außerordentliches noch ein eigenthümliches Gepräge annehmen.

3. Eine aufmerksame Würdigung des ersten Stadiums der Krankheit bestätigt diese Annahme. Es ist nämlich nachgewiesen worden, daß die angenommene unvollkommene Vergiftung und der Mangel einer entschiedenen Prädisposition für die Krankheit, in der Art, wie wir die letztere bisher zu betrachten gewohnt waren, ungenügende Aushülfe sind, da die hier in Rede stehenden Zufälle längst bekannt sind und seit vielen tausend Jahren erfolgreich behandelt, nie, auch nur die entfernteste Idee, von einer Vergiftung erregt haben. Da aber diese Zufälle, deren Vorhandensein freilich oft übersehen oder verschwiegen wird, oft zur Cholera führen, ohne daß das Entstehen der letzteren einer Vergiftung zugeschrieben werden darf, so werden wir nur nöthig haben, diese Zufälle als Aeußerungen einer gestörten Dynamik zu betrach-

ten, deren klar erkannte Natur zu einer richtigen Einsicht in die Genesis der Cholera führen muß.

Diese Aeußerungen einer gestörten Dynamik aber beziehen sich sämmtlich auf das System der Verdauung, und wohl aus diesem Grunde ist es geschehen, daß sie weder richtig erkannt noch auch in ihrem Einflusse auf die Bildung der Cholera überhaupt gewürdigt worden sind. Denn in jeder nur irgend bedeutenden Störung des Organismus sehen wir die Verdauung von ihrem Normalzustand abweichen und nicht bloß etwa bei einem idiopathischen Leiden der hier interessirten Organe, sondern auch consensuell und symptomatisch bei Krankheiten ganz verschiedener Systeme. Darum haben auch die gastrischen Erscheinungen nur einen sehr bedingten semiotischen Werth, und da wir wissen oder vielmehr voraussetzen konnten, daß der Magen mit den edelsten Parthieen und Systemen des Organismus in sehr innigem Consensus stehe, so sind wir über diese so oft wahrgenommene Erscheinung beruhigt. Indessen ist doch, bei Licht besehen, wenig damit gewonnen, wenn wir wissen, daß die Leber, das Gehirn, die Nieren, die Haut und was nicht Alles noch, einen solchen Consensus mit dem Magen haben, denn bei einigermaßen dunkeln Vorgängen im Organismus werden wir oft ganz zweifelhaft, ob die gastrischen Beschwerden idiopathisch sind und auf welches zu dem Verdauungsapparat gehörige Organ sie sich beziehen, oder symptomatisch und welchem Cardinalleiden sie dann ihren Ursprung verdanken. Hierzu kommt noch, daß wir das Geschäft der Verdauung überhaupt nur noch historisch aufgefaßt haben, weil uns die Physiologie über die wahre Bedeutung ganzer Organe, wie z. B. der Milz, des Pankreas, so wie der meisten zur Verdauung nöthigen Säfte und namentlich der Galle, fast ohne alle Belehrung gelassen hat. Was wir aber unter dem gemeinsamen Namen gastrischer Beschwerden begreifen, mögen gar nicht selten Krankheitsäußerungen verschiedener Organe sein, deren wahre Erkenntniß vielleicht ein helles Licht über so manche dunkle Lehre aus der Physiologie verbreiten würde.

Ein andrer Grund, weßhalb die genannten Erscheinungen vielfach übersehen und verkannt werden, liegt darin, daß wir gewohnt sind ihren Einfluß auf die Integrität des Organismus nicht hoch anzuschlagen: Wie viele Dyspeptici erreichen ein hohes Alter, wie oft gehen gastrische Beschwerden ohne Weiteres vorüber, wie leicht treten Störungen in der Verdauung auf, wie leicht verschwinden sie wieder. Es darf daher wahrlich nicht wundern, wenn auch bei der Cholera die aus den vorhergehenden gastrischen Erscheinungen zu nehmenden Indicien nicht beachtet worden sind.

Indessen wäre das Geschäft der Verdauung das wichtigste im ganzen Organismus, wenn eben nicht das Wesen des letzteren darin bestände, daß eine wichtige Funktion die andere bedinge, jede also in gleichem Grade wichtig wäre. Die Verdauung ist es, durch welche die Blutbereitung vermittelt wird, und es ist gewiß, daß bei Störungen der erstern die letztere anomal wird. Wer möchte läugnen wollen, daß in der Chlorosis, bei Infarcten, bei den verschiedenen Blennorrhoeen eine schlechte Beschaffenheit des Blutes, welche ihrerseits durch eine fehlerhafte Verdauung erzeugt wird, als die nächste Ursache zu betrachten sei, ohne hier der unzähligen Krankheiten zu gedenken, welche die Alten aus einer Cachexie, Cacochymie, Dyscrasie u. s. w. hergeleitet und glücklich behandelt haben. Freilich haben wir in allen diesen Fällen erfahren, daß die Blurbereitung, selbst bei sehr ernsthaft gestörter Verdauung, immer noch, wenn auch abnorm, vor sich geht. Es fragt sich aber, ob nicht auch eine solche Störung in der Verdauung eintreten kann, daß durch sie alle und jede Blutbereitung völlig suspendirt und eben hierdurch, wie auch sehr natürlich, das ganze organische Leben zerfallen muß.

Ich glaube in der That, daß die in der Cholera so wichtige Blut-Dekomposition auf solche Weise bedingt werde, und wenn es gelänge, die

Art, wie dies geschieht, anzugeben, so wäre hiermit auch die nächste Ursache der Cholera erkannt.

Werfen wir nun der Uebersicht wegen einen flüchtigen Blick auf das ganze Geschäft der Blutbereitung.

Von vorn herein muß die traurige Bemerkung gemacht werden, daß es mit diesem Theile unserer Physiologie noch recht übel stehe. Wir wollen nicht verkennen, daß wir einem Haller, John Hunter, Spallanzani, Treviranus, Tiedemann, Velpeau, Magendie, Brechet recht viele interessante Thatsachen verdanken, die sie sich durch die eben so mühevollen, als das Gefühl der Operirenden selbst verletzende Vivisectionen verschafft haben; aber das ist es eben, daß wir nur vereinzelte Thatsachen haben, denen der rothe Faden, die sie verbindende und erklärende Idee, fehlt. Die ganze überaus wichtige Lehre von der organischen Chemie ist eine terra incognita, und darum müssen wir uns bei allen in dieses Gebiet hineinragenden Erscheinungen mit hypothetischen Erklärungen genügen lassen, die ihrerseits nicht selten zu abentheuerlichen Folgerungen für die practische Medizin Veranlassung geben. Unter diesen Umständen darf es nicht befremden, daß wir das Geschäft der Blutbereitung kaum mehr als von seiner materiellen Seite kennen, und diese wollen wir hier kurz betrachten.

Wir wissen, um das ganz Bekannte nur flüchtig zu berühren, daß die mit dem Speichel

vermischten

vermischten Speisen in den Magen gelangen, dort mit dem Magensaft sich innig vermischen, als Speisebrei oder Chymus durch den Pförtner in den Zwölffingerdarm fortschreiten, hier durch den Hinzutritt der Galle und des pancreatischen Saftes in Chylus oder Milchsaft verwandelt werden, und daß nach diesem wichtigen Prozeß bei dem Fortschreiten der Flüssigkeiten in die dünnen, und später in die dicken Därme, der Milchsaft, von den Zotten des Dünndarms aufgenommen, durch die Lymphgefäße in den ductus thoracicus geleitet werde, der seinen Inhalt in die vena subclavia ergießt, wodurch dann die Aufnahme des neu erzeugten Lebensöles in das Blut eingeleitet, und durch den kleinen Kreislauf, welcher die Oxydation des letztern in den Lungen bewirkt, vollendet wird.

In der Reihe dieser für das Fortbestehen des Organismus so wichtigen Vorgänge haben wir am deutlichsten begriffen, die Veränderungen welche die Speisen im Magen erleiden. Der Prozeß dagegen, welcher im Zwölffingerdarm vorgeht, wenn aus dem Chymus der Chylus bereitet wird, ist uns bisher so gut als unbekannt geblieben. Denn der Umstand, daß der Speisebrei, vor seiner Vermischung mit den sich in das Duodenum ergießenden Flüssigkeiten der Leber- und Bauchspeicheldrüse, sauer reagirt, und nach dieser Vermischung alcalisch, ist zwar ein merkwürdiger und jedenfalls wichtiger Vorgang; allein wir wissen eben so wenig, wie dies geschieht, als warum, wenn wir in letzterer Beziehung nicht etwa die krassen Dogmen von Sylvius, Helmont und andern Gründern des chymiiatrischen Systems aus dem 17. Jahrhundert für baare Münze annehmen wollen.

Indessen ist es gewiß, daß der Einfluß der genannten Säfte auf die ganze Blutbereitung von der äußersten Wichtigkeit ist, und wenn auch der pancreatische Saft, nachdem die ihn bereitende Drüse ohne Nachtheil exstirpirt worden ist, für das Fortbestehen des Organismus entbehrlich scheint, so gilt dies keinesweges von der Galle, deren nähere Beschaffenheit und Bedeutung wir hier untersuchen müssen.

Die Leber ist das größte drüsige Eingeweide im ganzen Organismus, und bei der weisen Oekonomie des letztern dürfen wir schon deshalb vermuthen, daß sie zu hochwichtigen Zwecken bestimmt sein muß. Traumatische Verletzungen der Leber sind meistens tödtlich, und dynamische Störungen der Leber-Function, die sich durch zu sparsame, zu reichliche oder alienirte Gallensekretion aussprechen, rufen insgesammt stürmische Erscheinungen und Gefahr drohende Trübungen in dem ganzen Normalbefinden des Organismus hervor. Eine Vereiterung dieses Organs führt unaufhaltsam zum Tode, eben so wie die Leiden desselben, welche sich als Hyper- und Atrophie aussprechen. Aus allem diesem läßt sich schon a priori schließen, daß die Galle überaus einflußreich auf das Normalbefinden des Organismus und ganz vorzüglich auf die Bildung des Chylus sein müsse, und in der That hat dies die Erfahrung vollkommen bestätigt. Die Unterbindung des ductus choledochus, neuerlich noch von Brodie angestellt, hat bewiesen, daß durch den verhinderten Zufluß der Galle in das Duodenum die Bildung des Chylus durchaus verhindert wird, und wenn auch diese so interessanten als wichtigen Versuche durch Magendie als falsch dargestellt worden sind, so sind sie doch in der neuesten Zeit durch Herbert Mayo vollkommen bestätigt worden.

Wenn nun die Leichenöffnungen der an der Cholera Verstorbenen constant eine totale krampfhafte Verschließung des ductus choledochus gezeigt haben, wenn also der Zufluß der Galle in das Duodenum nothwendig verhindert werden mußte, wie denn auch sowohl in den Ausleerungen Cholera-Kranker, als in den Contentis der Leichen gar keine oder doch nur eine sehr schwache Spur von Galle gefunden worden ist, wenn endlich als ein sehr constantes Zeichen der Genesung betrachtet wird, das Wiedererscheinen der Galle in den Ausleerungen, so wird die Vermuthung, daß die fehlende Galle an dem Entstehen der

Cholera einen wesentlichen Theil habe, in hohem Grade wahrscheinlich; denn es ist doch wohl klar, daß wenn die Chylusbildung aufhört, die ganze Blutbereitung auf das heftigste gestört, wo nicht gar suspendirt werden muß, da der Saft, von dessen Bereitung hier die Rede ist, gewiß das Oel genannt werden kann, welches die Lebensflamme unterhält. Freilich sind wir bisher nicht gewohnt gewesen der Galle eine solche Wichtigkeit für das ganze Leben einzuräumen, allein obschon Fourcroi, Vauquelin, Berzelius und viele Andere ganz vortreffliche Analysen der Galle geliefert haben, so ist doch darum unsere Einsicht in die Wirkungen dieser Flüssigkeit nicht im Mindesten gefördert worden, und es ist sehr möglich, ja in hohem Grade wahrscheinlich, daß wir in dieser Beziehung besser von der grausamen Cholera unterrichtet werden dürften, als von den chemischen Destillirkolben.

Ich bin indessen weit davon entfernt die Cholera einzig und allein von der fehlenden Galle herleiten zu wollen, so wichtig auch dieser Umstand immerhin sein mag; da wir z. B. in der Gelbsucht, wo ebenfalls ein Krampf der Gallengänge den Zufluß der Galle in das Duodenum verhindert, das Individuum zwar erkranken, vielleicht auch erliegen, seine Blutbereitung aber keineswegen aufgehoben sehen. Auch ein mechanisches Hinderniß, z. B. sehr große Gallensteine verschließen den Gallengang oft völlig, und das Individuum lebt, sogar nicht selten, ohne eigentliche Krankheitsäußerungen. Obgleich nun hier nur eine scheinbare Analogie mit dem der Cholera zum Grunde liegenden Leiden vorhanden ist, wie der Verfolg der Untersuchung zeigen wird: so muß gleichwohl die Pathogenie der Cholera noch von einem andern Gesichtspunkte aus betrachtet werden.

Aeltere und neuere Physiologen haben vielfach bekannt, daß die Bereitung der Galle keinesweges das einzige Geschäft der Leber sei, oder richtiger, daß mit der Gallenbereitung ein doppelter Zweck erfüllt werde. Die ungeheure Menge Blut, welche durch die Pfortader dieser Drüse zugeführt wird, die Versuche an Thieren, bei welchen nach Unterbindung der Pfortader die Gallen-Sekretion aufhörte, die Vertheilung der Pfortader gleich einer secernirenden Arterie, die größere Weite der Gallengänge als der Leberarterie, die verhältnißmäßig so geringe Menge arteriellen Blutes der Leber, der leichte Uebergang der Einspritzungen aus der Pfortader in die Gallengänge, der Umstand endlich, daß das aus der Leber kommende und in der untern Hohlvene sich sammelnde Blut dünner und röther erscheint als das der Pfortader, dies alles beweiset deutlich, daß die Gallenbereitung aus dem Venenblute geschehe, und daß eben ihre Bereitung das Resultat eines Reinigungs- und namentlich eines Entkohlungsprozesses der Blutmasse sei, welcher letztere für die integrirte Beschaffenheit des Blutes von derselben Wichtigkeit ist, als der Oxidations-Prozeß dieses Lebenssaftes in der Lunge.

Hat nun die Leber für den Organismus eine so hohe physiologische Bedeutung, so wird es durchaus nicht mehr befremden, wenn ein heftiger Insult, den dieses edle Organ erleidet, zerstörend auf den ganzen Organismus einwirken muß. Nach meiner festen Ueberzeugung aber findet bei der Cholera ein solcher heftiger Insult der Leber statt, sie ist das primär ergriffene Organ, und zwar spricht sich das sie ergreifende Leiden als ein Krampf der Gallenwege aus, der, nach dem er heftiger oder schwächer ist, den schnellern oder langsamern Verlauf der Krankheit bedingt.

Alle Symptome der Cholera erscheinen nun als organische Glieder des genannten Krankheitsprozesses. Ergreift nämlich ein Krampf die Gallenwege, so ist, wie natürlich, die ganze Leberfunction gestört, deren doppelte, für die Blutbereitung hochwichtige Richtung wir oben nachgewiesen haben. Der Entkohlungsprozeß des Blutes kann nicht mehr von Statten gehen, darum wird keine Galle mehr abgesondert, und durch diese doppelte Abnormität, die freilich aus einer Quelle, dem Krampf nämlich entspringt, muß die Blutbereitung sofort suspendirt werden, und das ganze organische Leben in der Form von Blut-Decomposition zerfallen. Jetzt auch springt der genetische Charakter der Cholera im Gegensatze zu den andern Störungen der Gallensekretion, die wir bisher unter der Form von Polycholie, Icterus u. s. w. kennen gelernt haben, klar in die Augen. Hier ist nämlich der Zufluß der Galle in das Duodenum nur vermehrt, oder im letzeren Falle vermindert. Die Galle wird abgesondert, d. h. die Leber fungirt, sie fährt fort das Blut zu entkohlen; allein wegen des Krampfes im ductus choledochus saugen die Lymph-Gefäße die Galle auf und bringen sie in die Blutmasse und wenn gleich durch diesen Umweg der Ictrus ensteht, so leidet darum die Blutbereitung nicht. In der Cholera hingegen hört die Gallen-Sekretion völlig auf, und das ist der specifische Unterschied zwischen ihr und andern auf Leberstörung bezüglichen Krankheiten.

Daß ein Krampf der Leber, durch miasmatische Einflüsse erzeugt, wirklich entstehen könne, wird wohl Niemand bezweifeln. Von der Entzündung wissen wir es genau, daß sie nicht nur einzelne Organe isolirt ergreift, sondern auch, daß Entzündungen gewisser Organe zu gewissen Zeiten epidemisch werden. Im Frühjahr z. B. herrschen Entzündungen der Lungen vorzugsweise ausgebreitet, beim Schnupfen, der ja oft sehr ausgedehnt und ohne Husten vorkommt, ist bloß die Schleimhaut der Nase und keine andere entzündet, in der catarrhalischen Augenentzündung leidet sogar nur die Conjunctiva, und daß in den heißen Klimaten die Leberentzündung epidemisch vorkommt, ist eine bekannte Thatsache. Wir sehen überhaupt, daß sich fast jede Krankheit, ausschließlich auf ein besonderes System oder Organ bezieht, und wenn wir auch von dem epidemischen Vorkommen des Krampfes noch keine ausgebreiteten Erfahrungen besitzen, so spricht doch schon das Asthma acutum periodicum millari für die Möglichkeit, die Raphanie ist ebenfalls eine epidemische Krampfkrankheit, und sporadisch sehen wir ja viele einzelne Organe vom Krampf ergriffen werden. Wir kennen eine Gastrodynie (Magenkrampf), eine Blepharospasmus, Asthma, Spasmus vesicae urinariae, warum sollte es nicht eben so einen Krampf der Leber geben. Sieht man endlich auf die Heimath der Cholera und auf die muthmaßlichen Ursachen, die sie dort erzeugen, so wird nicht nur ihr epidemisches Vorkommen erklärlich, sondern auch die eben auseinandergesetzte Natur des Uebels wahrscheinlicher gemacht. Die Cholera ist eine tropische Krankheit, und alle Beobachtungen, die wir von Englischen Aerzten und namentlich von Philipps, Anneslei und Johnson über die Natur der Krankheiten in den heißen Klimaten überkommen haben, stimmen darin überein, daß zunächst und vorzugsweise die Störungen im Organismus, besonders der dort hinkommenden Europäer, sich auf die Leber und die Gallenbereitung beziehen.

Wir haben diese Thatsache schon lange gewußt und uns bemüht sie durch den raschen Temperaturwechsel, und namentlich durch die so sehr differirenden Wärmegrade der Tageshitze und der nächtlichen Kühle zu erklären. Da nämlich durch die senkrecht auffallenden Sonnenstrahlen alle Poren der Haut gewaltsam geöffnet werden, und in der stärksten Ausdünstung verharren, wird bei eintretender Kühle plötzlich die Hautthätigkeit unterdrückt, wodurch die Leber jene Function vicariirend zu übernehmen gezwungen und eben dadurch eine reichlichere Gallen-Sekretion bedingt wird. In diesem Sinne wäre also die Polycholie als ein Heilbestreben der Natur zu betrachten, und indem grade in dieser Krankheitsform der im Blute, (durch die unterdrückte Hautthätigkeit) aufgehäufte Kohlenstoff in Form von reichlicher Gallenabsonderung ausgeschieden wird, ein wichtiger Fingerzeig zur Heilung der orientalischen Cholera. Wiederholt sich nun dieser anomalische Vorgang häufig, wie dies dort der Fall sein muß und wirklich ist, so wird durch die öftern Störung der Leber-Function die Vitalität der hier interessirten Organe sehr herabgestimmt und Leber und Haut sind dann nicht im Stande mit der für die Integrität der Blutmasse nöthigen Energie ihr Reinigungsgeschäft zu verrichten. Die nächste

Folge hiervon ist eine Prädomination des Kohlenstoffes im Blute, die dann bei immer stärkerer Zunahme immer mehr die Function der Leber beeinträchtigt. Tritt nun bei dieser krankhaften Anlage das Miasma hinzu, welches einen Krampf der Gallenwege bedingt, so sehen wir die fürchterliche Cholera sich um so plötzlicher ausbilden, als das kohlenstoffige Blut nunmehr durch die gehemmte Leberfunction einen so bedeutenden Zuwachs erhält, daß seine Zersetzung eben so unaufhaltsam als unvermeidlich erfolgt.

Dieselben innern Bedingungen zur Entstehung der Cholera fehlen indessen eben so wenig bei uns als vielleicht in irgend einem Klima überhaupt. Wenn man zugeben muß, daß die normale Blutbereitung nur bei einem harmonischen Zusammenwirken der mächtigen Trias: Lunge, Leber und Haut statt finden kann, so wird man auch nicht in Abrede stellen, daß bei uns und überall Momente genug vorhanden sind, den, von den genannten Organen, zu bewirkenden Reinigungs-Prozeß zu beeinträchtigen.

Schmutz, Unreinlichkeit, feuchte Wohnung, schlechte Kost, Kummer, Elend, Ausschweifungen jeglicher Art, höchst unvorsichtige Erkältungen sind Schädlichkeiten, die bei der ärmern Volksklasse mächtig zusammentreffen und zusammenwirken, und wie sie das wichtige Geschäft der Haut, letztere hier natürlich nur als Reinigungs-

Organ betrachtet, stören, müssen sie denselben Zustand der Leber, überhaupt dieselbe kohlenstoffige Blutbeschaffenheit hervorrufen, die wir in den heißen Klimaten antreffen; abgesehen davon, daß der so schädliche schnelle Temperaturwechsel auch bei uns in den letzten Decennien eben so fühlbar geworden ist, wie unter der Linie. In der That ist dieser Zustand der Blutmasse auch bei uns schon lange erkannt, und namentlich von Puchelt unter der Bezeichnung: Erhöhte Venosität in die Nosologie eingeführt worden. Finden wir also bei uns wie in Bengalen und wohl überall dieselben innern wesentlichen Momente zur Bildung der Cholera, so wird es nicht mehr befremden, wenn sie sich hier wie dort ihre Opfer holt. Freilich ist zu ihrer Entwickelung der Hinzutritt des Miasma nöthig, und was dieses betrifft, sollten wir bei unserer völligen Unkenntniß von dem Leben der Atmosphäre und den auf dasselbe wirkenden tellurischen und siderischen Einflüssen, wenigstens so bescheiden sein zuzugeben, daß die Luft in Berlin und in Baku dieselbe krankmachende Beschaffenheit annehmen kann, wie in Jessore und Alexandrien, und in diesem Falle auf die ernst mahnende Stimme der Erfahrung mehr geben als auf die geistreichen aber unerwiesenen Hypothesen der Physiker und Naturphilosophen.

Von diesem Standpunkte aus werden auch alle Problemata und Räthsel der Cholera gelöst. Was zuvörderst die so lange in nebelhafter Verschleierung verborgene Disposition betrifft, so läßt sie sich nunmehr auf sehr bestimmte Momente zurückführen, auf eine geschwächte Vitalität der Leber nämlich und der daraus nothwendig resultirenden Ueberkohlung des Blutes. Diesen pathischen Zustand finden wir auch vorzugsweise bei Säufern ausgeprägt, aus Gründen die so einleuchtend sind, daß sie hier übergangen werden können; sodann aber allerdings, wie eben entwickelt worden ist, bei ärmern Leuten. Daß aber auch viele andere der besten Bequemlichkeit genießende Personen an einer, freilich aus andern Ursachen entstandenen erhöhten Venosität des Blutes leiden, mithin auch eine entschiedene Disposition zur Cholera haben, ist ganz klar.

Was sodann die leichte Heilbarkeit der Krankheit im Anfange, des so gefährlichen und bedeutungsvollen Stadium prodromorum, und den Umstand betrifft, daß letzteres bei zweckmäßiger diätetischer Behandlung bald weicht, bei Vernachlässigung aber zur Cholera führt, so gewinnen wir nunmehr eine vollständige Einsicht in diese so auffallende als räthselhafte Erscheinung.

Beruht nämlich das Wesen der Cholera in einem langsamer oder schneller sich ausbildenden Krampf der Leber, so ist es klar, daß im Anfange des Leidens die nur noch gestörte, keineswegs aber verhinderte Gallen-Sekretion diejenigen gastrischen Erscheinungen hervorrufen wird, die wir in der Cholera-Epidemie als das erste Stadium der Krankheit oder als Vorboten derselben bezeichnen.

Legt sich nun der Kranke ins Bett, leitet er durch warme Getränke ein diaphoretisches Verfahren ein, oder braucht er eine in diesem Sinne gereichte Arzenei, so hat er durch alles dieses der dringendsten Indication entsprochen; denn sein ganzes Verhalten ist, was freilich nicht absichtlich sondern zufällig geschieht, krampfwidrig, die wieder erregte Hautthätigkeit befreit die Leber per consensum sowohl, als durch ihr eigenes erhöhtes Excretions-Geschäft, von dem sie belastenden Krampfe, an dessen Lösung die warmen, krampfstillenden Getränke (Kamillen-, Flieder-, Melissenthee), welche unmittelbar mit dem ductus choledochus in Berührung kommen, das Ihrige beitragen. Und so verschwindet bei wiederhergestellter Leber- und Haut-Function das ganze Krankheitsbild hier, allerdings von der göttlichen vis medicatrix naturae unterstützt, in auffallend kurzer Zeit.

Werden aber die ersten warnenden Zufälle nicht beachtet, oder von dem zu ängstlich besorgten Kranken, oder dem eben so gesinnten Arzte heroische, reizende Arzeneien gebraucht, wird der Körper in Senfteig eingewickelt, werden ängstliche Vorbereitungen zu Dampf- und andern Bädern getroffen, die die Besorgniß des Kranken und seinen gespannten Zustand erhöhen; so schreitet der Krampf in den Gallengängen fort, bis endlich die Function der Leber erlischt, die Blut-Decomposition rasch vorschreitet uud sich so die Cholera mit allen anhängenden Zufällen ausbildet.

Jetzt leuchtet auch ein, wie hier Alles auf eine oder ein paar Stunden ankommt, denn hat die Zersetzung des Blutes schon einen gewissen Grad erreicht, so ist alle Energie des Organismus gelähmt, kein Mittel kann mehr wirken, und wo unter günstigen Verhältnissen dennoch der Krampf der Gallenwege nachläßt und die Blutbereitung nach und nach zu ihrem Normal-Typus zurückgeführt wird, tritt durch die höchst erschöpfenden Ausleerungen, oder die tief eingreifende Störung, welche die ganze Dynamik erfahren hat, bei der noch fortbestehenden Ueberkohlung des Bluts ein Typhus auf, der nicht selten den der Cholera entronnenen Kranken dem Grabe überliefert.

Auch die sehr schleunigen, rapiden Todesfälle finden jetzt ihre genügende Erklärung. Bei der oben entwickelten entschiedenen Prädisposition zur Krankheit tritt der Leberkrampf von vorn herein aus ganz einleuchtenden Gründen mit voller Heftigkeit auf, binnen einer Stunde oder vielleicht in noch kürzerer Zeit ist das in diesem Falle mit Kohlenstoff überschwängerte Blut vollständig zersetzt und der Kranke stirbt ohne Ausleerungen, ohne Krämpfe, gleichsam wie vom Blitze getroffen an einer Krankheit die man im eigentlichen Sinne des Wortes eine Apoplexia sanguinis nennen könnte.

Ferner ist nun ganz einsichtlich, wie Diätfehler, Erkältung, Gemüthsaffecte die Krankheit erzeugen können. Durch das Misma nämlich ist bei vielen Menschen während der herrschenden Cholera-Epidemie, eine Neigung zum Leberkrampf (sit venia verbo) gegeben, die bei Vielen allerdings zum Theil wegen der thätigen Function der Haut, zum Theil der normalen Vitalität der Leber nur schwach sein mag. Wird hingegen durch Erkältung etwa die Haut-Function gestört, so vermehrt nun das kohlenstoffiger werdende Blut die vorhandene Neigung zum Krampf der Leber, und die Krankheit bildet sich nach dem Grade der Heftigkeit der Ursache schneller oder langsamer aus. Heftige Gemüthsaffecte, Schrecken, Zorn, Aerger, Angst wirken ja erfahrungsmäßig und namentlich krampferregend auf die Leber, hier also ist die Bildung der Cholera ganz und gar klar. Diätfehler, besonders leicht in Gährung übergehende Stoffe, nehmen die Function der Leber so direct in Anspruch, daß hierdurch die vielleicht nur schwache Dispositon urplötzlich gesteigert und die Krankheit erzeugt wird, abgesehen davon, daß das Geschäft der Verdauung noch viel zu wenig erkannt ist, um alle die Momente anführen zu können, welche bei einem abnormen Hergang desselben bestimmend auf die Gallenbereitung einwirken können.

Nun auch wird es klar, wie die wiederhergestellte Urinsekretion, warmer Hautschweiß und Galle in den Ausleerungen als kritische und zwar günstige Erscheinungen betrachtet werden dürfen. Beginnt die Haut ihre Thätigkeit wieder, so deutet sie durch den consensus, und die gemeinschaftliche Function, welche sie mit der Leber hat, an, daß der Krampf in der letztern nachgelassen hat, und indem sie selbst wieder ihre Function übernimmt befördert sie eben so wohl die normale Mischung des Blutes wieder, als sie eben hierdurch das Decarbonisations-Geschäft der Leber erleichtert. Die Galle in den Ausleerungen ist das Zeichen der wiederhergestellten Leberfunction und eine Gewährleistung für den wiederbegonnenen Entkohlungsprozeß des Blutes; die Harnsekretion endlich zeigt, daß die naturgemäße Circulation sich wieder regelt.

Und hiermit wäre denn das Wesen der Cholera in allen ihren Beziehungen dargethan. Ihre nächste Ursache ist demnach ein Krampf der Gallenwege. Hieraus muß nothwendig entstehen Ueberkohlung des Blutes, Zersetzung der ganzen Blutmasse, Lähmung der Gefäßthätigkeit, Apoplexia sanguinis, der Tod.

Die

Die Prognose und die Heilung der Cholera kann nach dieser Auseinandersetzung auf sehr feste Grundsätze zurückgeführt werden. Was die Vorhersage betrifft, so wird sie immer sehr traurig bleiben, weil bei entschiedener Disposition zur Krankheit diese so ungemein rasch verläuft, und die Blutzersetzung oft viel rascher erfolgt, als irgend ein Mittel wirken kann, Hat aber die Blutzersetzung schon einen gewissen Grad erreicht, so ist der Tod unvermeidlich. Es entsteht ein Zirkel von Leiden, die sich gegenseitig bedingen und erhöhen. Mit jedem Augenblicke des fortbestehenden Leberkrampfes corrumpirt die Blutmasse immer mehr, und hierdurch wird auch jede Hoffnung vereitelt eine so normale Stimmung als zur Lösung des Krampfes nöthig ist, herbeizuführen. Kein Wunder daher, wenn unter diesen Umständen jeder Kampf gegen die Krankheit erfolglos bleibt.

Dagegen dürfen wir nunmehr mit zuversichtlicher Gewißheit hoffen, jeden Cholera-Kranken, bei dem der Puls nur noch irgend fühlbar, und die Lähmung der Haut noch nicht vollständig ausgebildet ist, zu retten. Ringsum, seit 5 Monaten von der Cholera umgeben, habe ich oft Gelegenheit gehabt die Wahrheit des eben Gesagten bestätigt zu sehen. Allein selbst ganz verzweifelte Fälle, in welchen völlige Pulslosigkeit, heftige Krämpfe und blaue Flecken der Haut zugegen waren, sind durch eine auf die eben dargelegte

Natur der Krankheit gegründete Behandlung getheilt worden, wovon ich ein Paar Beispiele im Anhange anführen werde.

Bei der Behandlung haben wir folgende dringende Indicationen zu erfüllen:

1. Den Krampf der Leber zu heben.
2. Den Entkohlungsprozeß des Blutes zu befördern.
3. Die im Folge-Stadium sich entwickelnden Krankheiten zu beseitigen.

Die Erfüllung der ersten Indication wird nach Maaßgabe der schon ausgebildeten Krankheit und der Gelegenheits-Ursache, die sie erzeugt hat, auf verschiedene Weise erzielt werden müssen, und hier ist es, wo der Arzt individualisiren und den ganzen Schatz seines Scharfsinnes und Wissens aufbieten muß.

Bei Ueberladung des Magens z. B. wird ein Brechmittel, das nicht bloß die schädlichen Stoffe ausleert, sondern auch die Leber- und Hautfunction kräftig anregt, Wunder thun, und wir wollen in diesem Sinne gern glauben, was Conwell in Ceylon und Reich in Berlin von dem Gebrauch der Brechmittel rühmen. Ich habe sie im ersten Anfange der Krankheit oft und mit in die Augen springendem Nutzen gereicht, denn in der Regel stellte sich nach zwei Stunden ein reichlicher Schweiß und starke Gallenabsonderung ein. Bei sehr schmerzhaften Präcordien können im ersten Anfange der Krankheit, wo die Ausleerungen noch nicht jene seröse Beschaffenheit angenommen haben, Blutigel ad scrobiculum cordis nützlich sein, die ich selbst aber anzuwenden nie Veranlassung gefunden habe. Im Ganzen jedoch darf durchaus nicht lange und immer nur im ersten Entstehen des Uebels nach den Grundsätzen der allgemeinen Therapie verfahren werden. Sobald der Puls zu sinken anfängt, und die Ausleerungen wässerig werden, muß sofort die specifische Behandlung Platz greifen.

Was nun die letztere betrifft, so kann es mir nicht in den Sinn kommen hier eine besondere Vorschrift oder gar eine besondere Formel zu geben, da ich indessen etwas dem Aehnliches zu thun gezwungen bin, kann ich nicht umhin zu meiner Entschuldigung folgendes aufrichtige Geständniß abzulegen.

Als die Cholera in meinem Wohnorte ausgebrochen war, übernahm ich die obere Leitung des Lazareths, befand mich aber damals noch zu sehr im Stadio abhorrescentiae*), als daß ich

*) Nach meiner Ansicht durchläuft nicht bloß der Kranke, sondern auch der Arzt 3 Stadien in der Cholera, die ich Stadium abhorrescentiae, indifferentiae und scientificae contemplationis nennen möchte. Im ersten Stadium hält sich der Arzt bei seinen Besuchen in sehr gemessener Entfernung vom Kranken, und sein Aufenthalt in der Krankenstube ist nur nach Augenblicken zu berechnen. Er fühlt mit 2 Fingern den Puls, wartet wenn er ihn findet, höchstens 6 — 8 Schläge ab, sorgfältig vermeidet er den Hauch der Kranken, so wie sein ganzes Thun den Ausdruck großer

geeignet gewesen wäre unbefangen und nach eigenen Grundsätzen zu verfahren. Ich griff also zu den vielfach gepriesenen Mitteln, gab die Salpeter-Säure in Form des Hopischen, später von Sinogowitz verbesserten (?) Mittels, Cajeput-Oel, Wismuth, Phosphoräther, u. s. w., ich machte von den kräftigsten Hautreizen Gebrauch, überzog den Körper mit Senfteig, ließ heiße Bäder nehmen; allein die Kranken starben, und die wenigen Geretteten schienen ihr Leben keinesweges den genommenen Arzeneien zu verdanken. Als ich später durch den täglichen Umgang mit Cholera-Kranken besonnener geworden war, entdeckte ich bald wie verwerflich alle diese Mittel seien, und als die Cholera nun auch in meinem Landbezirk ausbrach, beschloß ich nach den Ansichten zu verfahren, die ich mittlerer Weile gewonnen hatte und habe alle

Aengstlichkeit trägt. Nach dem Verlassen der Krankenstube wäscht er sich mit Chlor-Kalk-Auflösung, das Bild der Cholera begleitet ihn auf allen seinen Wegen. Im zweiten Stadium, das nach den verschiedenen, hier interessirten Individuen bald früher, bald später, selten aber früher als nach 8 Tagen eintritt, untersucht der Arzt schon die Ausleerungen, er beruhigt den Kranken, untersucht die Präcordien, den Unterleib, die Zunge, er bemüht sich den Puls, wenn er an der Handwurzel verschwunden ist, an den Carotiden, der Aorta abdominalis u. s. w. aufzufinden, bis er endlich im dritten Stadium ein so reges wissenschaftliches Interesse für die Krankheit gewonnen hat, daß er stundenlang einen Cholera-Kranken beobachtet und mit scharfem Blicke und ruhiger Unbefangenheit die sich drängenden, stürmischen Erscheinungen sondert und auf ihren wahren Gehalt zurückzuführen bemüht ist.

Ursache mit den erzielten Resultaten zufrieden zu sein. In Barendt z. B., einem zwei Meilen von hier entfernten Dorfe, hatte ich nach und nach 26 Cholera-Kranke. Von diesen starben 8 so schnell, daß sie schon auf der Bahre lagen, als ich ins Dorf kam. Die übrigen 18 aber sind nach einer Methode behandelt worden, die ich höchst vereinfachen mußte, da ich den Krüger des Ortes mit der Ausführung derselben beauftragen mußte, indem mir meine übrigen vielfachen praktischen Geschäfte nur einen täglichen Aufenthalt von 3 Stunden im Dorfe zuließen. Von diesen auf die bald anzugebende Weise behandelten 18 Kranken sind 5 gestorben und 13 genesen. Von den 5 verstorbenen Personen aber hätten noch 3 gerettet werden können, wenn ich damals schon die Natur der Krankheit vollständig erkannt hätte, wie ich dieses in den angehängten Krankheitsgeschichten auseinandersetzen werde. Da ich nun im Vergleich mit anderwärts gewonnenen Heil-Resultaten alle Ursache hatte mit den von mir in Gebrauch gezogenen Mitteln zufrieden zu sein, so wagte ich es nicht an den bereits erprobten Formeln etwas zu ändern, und es sei mir erlaubt diese, ohne Präjudiz, hier mitzutheilen, nachdem ich zuvor den Ideengang, welcher mich zur Wahl derselben bestimmte, angegeben haben werde.

Ich ging nämlich von der Ansicht aus, daß die Wirkung aller zu gebenden Arzeneien zunächst auf die Leber gerichtet werden müßte, und war der Meinung, daß wenn es gelänge den Krampf derselben früh genug zu heben, wir hiermit auch die ganze Krankheit beseitigen würden. In diesem Sinne also bemühte ich mich die Wirkung aller äußern und innern Mittel einzig und allein auf dies Organ zu dirigiren, wobei es, wie natürlich, meine Haupt-Intention war krampfstillend zu verfahren. Bei der physiologischen Ansicht nun, die ich von der Haut habe, mußte ich nothwendig zu der Ueberzeugung kommen, daß alle Epispastica nur schaden können, da sie, besonders bei ausgebreiteter Anwendung, den ohne dies schon bestehenden Hautkrampf vermehren und dadurch, so wie durch die entzündliche Reizung, die sie hinterlassen, den Entkohlungsprozeß des Blutes verhindern. Aus eben diesen Gründen konnte ich nichts von reizenden Einreibungen erwarten, da diese, ist anders die Natur des Uebels richtig erkannt, ebenfalls einen schädlichen Erethismus erzeugen. Dagegen beschloß ich meine ganze Aufmerksamkeit auf die regio hypochondriaca dextra zu richten, und erwartete hier von äußern Mitteln um so mehr, da diese letztern mit dem afficirten Organ zunächst in Berührung kommen, und weil diese Gegend selbst bei schon erkalteten Extremitäten noch Wärme zeigt, hoffte ich noch auf die Resorbtions-Thätigkeit der Haut.

Bei einer aufmerksamen Betrachtung der eben auseinandergesetzten Natur der Krankheit mußte ich bei der Anwendung äußerer und innerer Mittel zunächst immer den Zweck im Auge halten, daß die Gallenabsonderung nicht nur erregt, sondern über ihren Normalzustand hinaus vermehrt werde; denn, da als die nächste Ursache der Cholera Ueberkohlung des Blutes erkannt worden ist, die Function der Leber aber darin besteht, aus dem Kohlenstoffe des Blutes Galle zu bereiten, so mußte mir eine künstlich erregte Polycholie, durch welche eben der Kohlenstoff aus dem Blute entfernt wird, als das kräftigste, ja als das einzig mögliche Heilmittel gegen die Cholera erscheinen. Und so wäre denn das merkwürdige Resultat gewonnen, daß die sporadische Cholera gerade zu das princeps remedium gegen die asiatische Cholera ist, ja daß wir überall die erstere erregen müssen, um letztere zu heilen.

Ich verordne daher in diesem Sinne:

Nr. 1. Rcp. Unguent neapol. unc. j.
Extr. Belladonn. drach. vj.
Opii puri. drach. dimid.
Mf. Unguentum

Nr. 2. Rcp. Spec. narcot unc. jv.
Rad. Bellad. cone. unc. j.

Mdt. Mit Milch zu einem Breiumschlage zu kochen.

Von der Salbe No. 1. ließ ich alle 2 Stunden eine Haselnuß groß in das Hypochondrium dextrum einreiben, wobei ich darauf meine Aufmerksamkeit richtete, daß die Salbe jedes Mal so lange eingerieben wurde, bis sie resorbirt war. Von den speciebus No. 2. wurden möglichst warme Breiumschläge bereitet, die, so oft sie erkaltet waren, mit warmen vertauscht und unausgesetzt angewendet wurden. In beiden äußern Medicamenten befindet sich viel Belladonna, zu welcher ich in diesem Falle deßhalb ein so großes Vertrauen hatte, weil ich von ihrer anerkannt krampfstillenden Eigenschaft hier viel Gutes erwartete und namentlich hoffte, daß sie einen Zustand in der Leber herbeiführen werde, analog demjenigen, den sie, in das Auge gebracht, in der Iris hervorruft. Bei der Wahl der innern Mittel mußte, wie bereits gesagt, zunächst die intendirte, vermehrte Gallenabsonderung berücksichtigt werden, und da unter solchen Mitteln die Aloe oben ansteht, so hatte ich zu ihr ein besonderes Vertrauen. Im Uebrigen ließ ich mich vorzüglich von der durch die Erfahrung bestätigten specifischen Wirkung eines Heilmittels auf die Leber leiten, und da wir bei unserer unzureichenden Erkenntniß der Wirkungsart der Arzeneikörper reizende und krampfstillende Mittel in vielen Fällen für gleichbedeutend halten, was sich im Vorbeigehen gesagt, bei näherer Betrachtung der Natur des

Krampfes auch recht wohl denken läßt, so sahe ich weniger ängstlich auf die reizende oder krampfstillende Eigenschaft eines Mittels, wenn ich nur seiner specifischen Einwirkung auf die Leber gewiß war.

Um nun in dieser Beziehung lieber zu viel als zu wenig zu thun, verband ich mehre der bewährtesten, hierher gehörigen Arzeneikörper, zu folgender Formel Nr. 3:

Rcp. Aloes lucidae
Extr. Belladonnae
Rad. Ipecac
Opii pur. aa gran. dim.
Hyd. mur. mit. gran. jj.
Sach. alb. scrup. dim.
d. Dos. tol nor X jj.
Alle 2 Stunden ein Pulver.

Es war ein Glück für mich, daß ich diese komplicirte Formel bei keinem gelehrten Collegen zu vertheidigen hatte, denn aufrichtig gestanden schämte ich mich ein wenig, an das simplex veri sigillum denkend dieser Mischung. Indessen war der Erfolg, den ich gleich in den ersten Fällen sah, so günstig, daß ich, da ich nicht wissen konnte, welchem der genannten Mittel ich vorzüglich die gute Wirkung zuzuschreiben hatte, keines derselben weglassen oder auch nur vermindern wollte, und so ist es gekommen, daß ich mich in allen mir vorgekommenen Fällen immer derselben Formel bedient habe, mit der Abweichung, daß ich Kindern unter 12 Jahren nur die Hälfte eines solchen Pulvers reichen ließ.

Die Wirkung dieser Methode war auf eine wirklich auffallende Weise fast in allen Fällen constant dieselbe. Bereits nach der dritten Gabe, spätestens nach der fünften zeigte sich wieder turgor vitalis im Gesichte, dessen dunkle, blau-braune Farbe eine höhere Röthe anzunehmen begann. Die Augen verloren jenen charakteristisch zornigen, ich möchte sagen verbissenen Ausdruck, die Krämpfe in den Extremitäten verschwanden ganz und gar, und bei noch fortdauernden, nunmehr gelbgrün werdenden deutlich galligen Ausleerungen, zeigte sich der bereits verschwunden gewesene Puls fadenförmig. Wurden nun die Pulver und die Einreibungen volle 24 Stunden fortgebraucht, so erschien meistens schon nach 16 Stunden allgemeine Wärme des ganzen Körpers, wiederkehrende Urinsekretion, allgemeiner turgor vitalis. Bis hierher blieben sich die Erscheinungen in allen von mir beobachteten Fällen gleich, aber von diesem Punkte der Krankheit ab war der Verlauf verschieden, und zwar, je nachdem die Krankheit bereits vor eintretender Behandelung einen hohen Grad der Ausbildung erreicht hatte, oder sich eine Geneigtheit zum Erkranken in irgend einem edeln Organ vorfand.

Hatte nämlich die Krankheit nicht ihre vollständige Ausbildung erreicht, als die eben beschriebene Methode angewendet wurde, war z. B. der Puls noch nicht ganz verschwunden gewesen, die Kälte der Extremitäten noch nicht marmorartig geworden, waren die Kräfte des Kranken noch nicht sehr tief gesunken, so war das Normalbefinden des Kranken binnen kurzer Zeit und ohne eigentliche ärztliche Hülfe, bloß durch diätetische Pflege, in der Regel nach dem achten Pulver hergestellt. Von da ab wurde abwechselnd dünne Fleischbrühe mit warmem Pfeffermünz- oder Kamomillenthee gereicht, und so entwickelte sich bei sorgfältiger Warmhaltung des Kranken ein reichlicher Schweiß, der nach wenigen Tagen, einige Schwäche abgerechnet, das Individuum zu seinem Normalzustande zurückführte. Wohl zu bemerken ist jedoch daß die galligen Ausleerungen nach unten mit deutlich zunehmender Genesung der Kranken noch einige Tage andauerten.

Ganz anders aber verhielt sich der Verlauf der Krankheit, wo die letzte, ehe ärztliche Hülfe geleistet wurde, einen hohen Grad der Ausbildung erreicht hatte. War nämlich auch Puls, Wärme und turgor vitalis wiedergekehrt, so schien die Genesung, selbst bei dem Fortgebrauch der genannten Mittel, auf einem gewissen Punkte stille zu stehen. Der Puls blieb fadenförmig, die allerdings gallig gewordenen Ausleerungen dauerten copiös fort, und es entwickelte sich, um das ganze Krankheitsbild kurz zu zeichnen, ein Stadium der Betäubung, ähnlich demjenigen, wie wir es im typhus contagiosus zu sehen gewohnt sind, oder aber es zeigten sich bei hoher Röthe des Gesichtes Respirations-Beschwerden, die ein entzündliches, oder doch congestives Ergriffensein der Respirations-Organe andeuteten.

In diesem Zeitraume der Krankheit war es nun, wo die Erfüllung der zweiten Indication, nämlich den Decarbonisations-Prozeß des Blutes zu befördern, als die dringendste Aufgabe erschien. Ich öffnete nun bei kleinem krampfhaften Puls und trockner Haut sofort mit herrlichem Erfolge eine Vene, und die Blutausleerung erfüllte jetzt verschiedene Heilanzeigen. Zunächst nämlich wurde ein Theil des mit Kohlenstoff überladenen und die Circulation daher hindernden Blutes entleert, und dadurch dem Blutumlauf ein bedeutendes Hinderniß aus dem Wege geräumt. Sodann wirkte der Aderlaß ableitend von den innern mit Blut infiltrirten Organen, und das Gehirn, die Lungen, die Leber wurden auf diese Weise zu größerer Thätigkeit angeregt, da das sie betreffende Leiden jetzt eigentlich nur in einer Ueberfüllung mit Blut bestand. Durch den auf diese Weise erleichterten Kreislauf konnte das Blut auch in den Reinigungsorganen mehr gesäubert, in den Lungen besser oxydirt und so die eigentliche Krankheitsursache gehoben werden.

Um nun auch die Haut zu ihrer normalen für das Blutreinigungsgeschäft und die ganze Circulation so wichtigen Thätigkeit anzuspornen, ließ ich unmittelbar nach dem Aderlasse mit Rücksicht auf den bestehenden Krampf dieses Organs warme Oeleinreibungen machen, häufig warmen Fliederthee trinken und genügte wiederum auf diese Weise verschiedenen Indicationen. Innerlich aber reichte ich in diesem Stadium Salzsäure mit Opium in einem Salep-Decoct, und hatte auf diese Weise die wirklich unbeschreibliche Freude bei weitem die meisten meiner Cholerakranken genesen zu sehen.

Die Erfüllung der dritten Indication endlich müßte, wie natürlich, nach den Vorschriften der allgemeinen Therapie erzielt werden. Blutigel an die Stirne, kalte Umschläge bei entzündlicher Gehirnaffection, oder deutlicher Congestion zu diesem Organ, Wiederholung des Aderlasses, Fortgebrauch des Calomels, kleine Dosen Aloe und Rhabarber waren die Mittel, die nicht selten nöthig wurden, und deren specielle Anwendung hier um so eher übergangen werden darf, da jeder Arzt, die Nachkrankheiten der Cholera bei dem bestimmten Gepräge, das sie haben, richtig zu behandeln im Stande sein wird.

Diese skizzirten Andeutungen über die Behandlung der Cholera sollen nun durch einige Krankheitsgeschichten im Anhange ein wenig erläutert werden. Auf Vollständigkeit darf diese kleine Abhandlung überall keinen Anspruch machen, wenn aber die von mir aufgestellte Ansicht am Krankenbette erprobt und die vorgeschlagene Heilmethode bestätigt werden sollte, will ich für die schmerzliche Zeit, die ich in der Cholera verlebt habe, reichlich entschädigt sein.

Anhang.

I.

Die Frau des Maurer Junkowski in Barendt, 43 Jahr alt, erkrankte am 3. September in der Nacht unter heftigem Erbrechen und Durchfall, schleunigem Sinken der Kräfte, kurz unter allen Symptomen der Cholera. Am 4. gegen Mittag sah ich die Kranke zum erstenmal, und fand sie in folgendem Zustande.

Patientin lag mit aufgelöstem wild umherhängendem Haar, unter heftigem Stöhnen und stetem Umherwerfen, unbedeckt im Bette. Sie klagte über heftige Krämpfe in den Füßen, unnennbares Angstgefühl, überaus heftigen Durst, und große Hinfälligkeit. Ihr Auge lag tief im Kopfe und hatte jenen entsetzlich zornigen Ausdruck den man bey allen Cholerakranken wahrnimmt. Ihre Zunge so wie der Athem waren kalt, der Puls war völlig verschwunden die Extremitäten zeigten eine Marmorkälte, und hin und wieder dunkelbraune Flecke, Erbrechen und Durchfall dauerten fort, die Urinsekretion hatte dagegen schon seit 18 Stunden völlig aufgehört.

Patientin befand sich in einer schmutzigen dumpfigen Stube, die nur eben so groß war daß 3 Betten mühsam Platz finden konnten. Ihr 4jähriges Töchterchen war in der vorhergehenden Nacht an der Cholera plötzlich gestorben, und die kleine Leiche lag noch in der Wiege, die Kranke selbst, war ein höchst reducirtes Subject, und hatte, wie ich von ihrem Mann erfuhr, schon seit ungefähr 14 Tagen an Durchfall gelitten, wogegen sie verschiedene Hausmittel erfolglos gebraucht hatte; im Hause selbst fehlte es an den nothdürftigsten Erfordernissen.

Mein Herz blutete bey dem Anblick so vielen Elends. Mehr um meine Pflicht zu thun als weil ich Hülfe erwartete, gab ich ihr sogleich eines von den mitgebrachten Pulvern aus Aloe, Belladonna u. s. w., mein menschenfreundlicher Erasmus (der Krüger dieses Dorfes der sich mit bewundrungswürdiger Hingabe der Pflege Cholerakranker unterzogen hatte) machte sofort eine Einreibung mit dem oben angegebenen Unguent, und auch die narcotischen Breyumschläge wurden sofort angeordnet. Pulver und Einreibung sollten alle 2 Stunden wiederholt, der große Durst durch hinreichende Gaben kalten Wassers gemäßigt werden.

Ich habe von vorn herein nicht einsehen können warum der Genuß kalten Wassers in der Cholera schaden solle. Die Kranken fordern so dringend geud so inbrünstig flehend dieses Getränk, und fühlen sich nach dem Genuß desselben so gelabt, daß ich schon deßhalb auf die Vermuthung gekommen bin, das dringende Verlangen der Kranken sey eine Stimme der vis medicatrix naturae, eine Ansicht die ich, nach der von mir entwickelten Genesis der Krankheit, durch wissenschaftliche Gründe hinlänglich unterstützen kann. Der Sauerstoff, die Kohlensäure des Wassers, sind ganz gewiß mächtige Heilpotenzen in der Cholera, und selbst hievon abgesehen trägt das viele Getränk gewiß dazu bey, das gestörte Gleichgewicht zwischen Serum und Blutkuchen wiederherzustellen.

Am 5. um 11 Uhr kam ich wieder nach Barendt und hörte mit Erstauen, daß meine Kranke noch lebe; ja der herbeygerufene Erasmus versicherte daß sie sich viel besser befände. Ich eilte sofort zu ihr. Wie erstaunte ich, sie ruhig im Bette liegend zu finden. Der Puls war an den Handwurzeln, wenn gleich nur fadenförmig zu fühlen, es zeigte sich bereits einige Wärme in den Extremitäten, die Krämpfe, die Angst hatte aufgehört, und das Gesicht dessen Haut noch fest an den Muskeln angespannt war, zeigte eine höhere Röthe. Patientin hatte 10 Pulver verbraucht, eben so viele Einreibungen bekommen, und die warmen Breyumschläge waren regelmäßig bereitet worden. Patientin hatte indessen große Neigung zu Sopor, und beym Schlaf schlossen sich die Augen nur halb. Die Ausleerungen waren sparsamer und deutlich gallicht geworden.

Ich verordnete warme Oel-Einreibungen, den häufigen Genuß von Haferschleim, und Fortgebrauch der Pulver, mit der Modification jedoch: daß nur alle 4 Stunden eines gereicht wurde. Wegen der noch fehlenden Urinsekretion, ließ ich die Oel-Einreibungen auch auf der Blasengegend anwenden.

Am 6. um 1 Uhr Nachmittag, fand ich meine Kranke wenig verändert, und eher schlimmer als besser. Der Puls war noch immer sehr dünne und fadenförmig, die Haut trocken und kühl, und obgleich ein wenig dunkelrother Harn gelassen worden war, zeigte doch die dunkle Röthe des Gesichtes, der anhaltende Sopor, u. s. w. einen congestiven Zustand des Blutes zum Gehirn, und überhaupt eine gestörte Circulation an. Ich öffnete nun, trotz der großen Schwäche der Kranken, eine Vene, entleerte etwa 2 Tassen sehr dunklen Blutes, und verordnete da die gallichten Ausleerungen noch immer statt gehabt hatten.

Rcp. Acid. muriat. drachm. j.
Decoct. Salep unc. vj.
Tinct opii scrup. j.
Syr. Altheae drachm. j.
Mdt. Alle Stunden einen Eßlöffel.

Die Oel-Einreibungen werden fortgebraucht.

Zwey Stunden nach dem Aderlaß sah ich die Kranke wieder, und fand ihren Puls bedeutend gehoben, so wie den Kopf viel freier; sie hatte mit Appetit einen Teller Fleischbrühe geleert und bei sich behalten.

Am 7. um 10 Uhr Vormittag, konnte die Kranke außer Gefahr erklärt werden. Es hatte sich bey dem Fortgebrauch der Medizin eine bedeutende Hautwärme eine freiere Circulation, und behagliches Wohlbefinden eingestellt, so daß ich die Kranke aufrecht sitzend im Bette fand. Die Urinsekretion war nun völlig normal, allein die galligten Ausleerungen hielten noch an. — Die Kranke erhielt noch einige Tage die Salzsäure später gelinde Amara, und wurde am 17. als völlig geheilt entlassen.

II.

Als ich am 4. September früh um 11 Uhr nach Barendt kam, wurde mir angezeigt daß der Hirte Franz Klaschniski auf dem Felde in einer Hütte liegend, in der vergangenen Nacht, wahrscheinlich an der Cholera erkrankt sey.

Ich eilte sogleich zu ihm, und fand ihn zusammengesunken in einer erbärmlichen Strohhütte, unbedeckt, und nur von seinem treuen Hund erwärmt. Zu seiner Bewachung stand 20 Schritte von ihm entfernt sein Mitknecht. Der Kranke erzählte mit seiner vox Cholerica, daß er bereits seit 3 Monaten in kein Dorf gekommen, sondern Tag und Nacht mit Hüthung des Viehes auf der Wiese beschäftigt gewesen sey. In der vergangenen Nacht habe er unter bedeutendem Angstgefühl Erbrechen und Durchfall bekommen, wozu sich bald Krämpfe in den Händen und Füßen gesellt haben, die ihn auf das Aeußerste marterten.

Er fühle sich so schwach daß er sich nicht aufzurichten vermöge. Seine Zunge war kalt, der Puls verschwunden, und an das Vorhandenseyn einer ausgebildeten Cholera nicht mehr zu zweifeln.

Ich reichte ihm sofort und zwar in Ermangelung einer Flüssigkeit, trocken ein Pulver, veranstaltete den Transport des Kranken in das Dorf, und ließ die bereits angegebene Behandlungsweise in allen ihren Einzelheiten anwenden.

Am 5. um 11 Uhr fand ich meinen Kranken von der Cholera völlig befreit. Der Puls war nicht nur wiedergekehrt, sondern sogar voll und stark zu fühlen, die galligt gewordenen Ausleerungen traten viel seltener ein, als die früheren wässerigten. Die Haut war heiß, das Gesicht aufgetrieben hochroth, die Harnsekretion reichlich. Der Kranke hatte mit Appetit Grützsuppe genossen, und nach dem 8. Pulver einen ruhigen Schlaf bekommen, aus welchem er sehr erquikt aufgewacht war.

Unter solchen Umständen, glaubte ich dem Patienten nur ein gelindes Amarum reichen zu dürfen, um ihn bald völlig hergestellt zu sehen, und er erhielt mit Rücksicht auf die oben auseinandergesetzte Natur des Uebels.

Rcp. Fel. taur. nisp. drach. j.
Ap. menth. pip. unc. vj.
Spir. nitv. dulc. drach. jj.
Mdt. Alle 2 Stunden einen Eßlöffel.

Am 6ten um 2 Uhr Nachmittag sah ich meinen Kranken wieder, allein, anstatt wie ich gehofft hatte, ihn entschieden auf dem Wege der Genesung zu finden, war er in einem Zustande, der mich seinen baldigen Tod befürchten ließ. Er lag mit dickem dunkelrothem Gesicht tief im Kopfkissen, bewußtlos beym Aufrütteln aus einem tiefen Schlaf, der deutlich soporöser Natur war. Die beym Herausstrecken zitternde Zunge war schmutzig belegt, der Puls war sehr gesunken, fadenförmig intermittirend, Angst, Ueblichkeit, häufiges Erbrechen einer schleimigten Materie waren außerdem zugegen. Der sehr sparsam gelassene Urin war hochroth, trübe.

Zu meiner großen Beruhigung hatten mich noch 3 Aerzte nach Barendt begleitet, welche die dortigen Cholerakranken hatten sehen wollen. Eine sofort angestellte Berathung hatte den Zustand für gastrisch-entzündlich erklärt, und auf Fortgebrauch des Calomels in Verbindung mit Salmiac gedrungen. Allein schon nach 6 Stunden war der arme Klaschniski todt, wie ich sehr fürchte, nicht ohne meine Schuld.

Der Zustand in welchem ich ihn gestern fand und namentlich das hochrothe Gesicht, der volle Puls, die heiße Haut, waren offenbare Zeichen einer Congestion nach dem Gehirn, ich nahm irrigerweise diese Erscheinungen für einen sich energisch entwickelnden Oxydations-Prozeß des Blutes, die Aufgetriebenheit für turgor vitalis und vergaß nicht bey der allerdings auffallenden Röthe, seinen Stand als Hirte in Anschlag zu bringen, und so kam es daß ich einen Aderlaß, der hier höchst wahrscheinlich die Circulation mehr geregelt und das Leben erhalten hatte, nicht anwendete, während ich bei Unterlassung kalter Umschläge auf den Kopf, sogar noch erhitzende Reizmittel in Gebrauch zog.

So schmerzlich mir nun dieser und noch ein andrer Todesfall war, so bin ich doch, durch genaue Beobachtung der hier in Rede stehenden Fälle in meiner Erkenntniß der Cholera sehr gefördert worden, da ich auf den selten ausbleibenden Congestions-Zustand merken gelernt, und die Ueberzeugung gewonnen habe, daß seine Gefahr nur durch ein eben so energisches als schleunig eingeleitetes Verfahren, abgewendet werden kann.

III.

Ich fand den 9jährigen Sohn der Frau Reikowski am 7. Septbr. mit allen Zufällen der Cholera gleichzeitig mit zwei andern cholerakranken Kindern in einer einzigen Stube. Der Michael Reikowski schien bereits in Agonie zu seyn, denn kalt, pulslos, mit gebrochenem Auge, eingefallenem Gesicht, gab er nur durch ängstliches Athmen das noch nicht völlig erloschene Leben zu erkennen. Meine Methode wurde sofort wie bey seinem jüngeren Bruder, und dem kleinen Wilhelm Peters, 7 Jahr alt, in Anwendung gebracht.

Am 8. September hatten die beyden jüngeren Knaben, alle Zufälle der Cholera verloren, sie lagen in einem vortrefflichen warmen Schweiß die Haut duftete, und beyde Kranke genasen ohne ferneren Arzney-Gebrauch vollständig, obgleich sie gestern eiskalt und pulslos gewesen waren.

Der Michael Reikowski dagegen hatte einen mühsamen, schleichenden, fadenförmigen Puls und nur geringe Hautwärme; das Auge war noch immer sehr matt, das Gesicht aber lebhaft geröthet, mit noch andaurender Schlafsucht, die Urinsekretion hatte, wiewohl sparsam begonnen, und die gallichten Ausleerungen gingen nach unten ohne Bewußtsein des Kranken ab. Er erhielt 6 Blutigel an die Stirn, kalte Umschläge, innerlich die Salzsäure mit Salep-Decoct, warme Oel-Einreibungen, und war bey dieser Behandlung nach 5 Tagen hergestellt.

FSC
www.fsc.org
MIX
Papier | Fördert gute Waldnutzung
FSC® C083411

Zeitfracht Medien GmbH
Ferdinand-Jühlke-Straße 7
99095 Erfurt, Deutschland
produktsicherheit@kolibri360.de